中国医学临床百家

颜 华 于金国 / 著

U0289004

机械性眼外伤
颜华 2018 观点

科学技术文献出版社
SCIENTIFIC AND TECHNICAL DOCUMENTATION PRESS

·北京·

图书在版编目（CIP）数据

机械性眼外伤颜华2018观点 / 颜华，于金国著. —北京：科学技术文献出版社，2018.5（2019.5重印）

ISBN 978-7-5189-4033-2

Ⅰ.①机⋯　Ⅱ.①颜⋯ ②于⋯　Ⅲ.①眼病—机械性损伤—诊疗　Ⅳ.① R779.12

中国版本图书馆 CIP 数据核字（2018）第 044218 号

机械性眼外伤颜华2018观点

策划编辑：蔡　霞　责任编辑：蔡　霞　责任校对：张吲哚　责任出版：张志平

出　版　者	科学技术文献出版社
地　　　址	北京市复兴路15号　　邮编　100038
编　务　部	（010）58882938，58882087（传真）
发　行　部	（010）58882868，58882870（传真）
邮　购　部	（010）58882873
官 方 网 址	www.stdp.com.cn
发　行　者	科学技术文献出版社发行　全国各地新华书店经销
印　刷　者	北京虎彩文化传播有限公司
版　　　次	2018年5月第1版　2019年5月第3次印刷
开　　　本	710×1000　1/16
字　　　数	49千
印　　　张	6.25　彩插6面
书　　　号	ISBN 978-7-5189-4033-2
定　　　价	78.00元

序
Foreword

韩启德

欧洲文艺复兴后，以维萨利发表《人体构造》为标志，现代医学不断发展，特别是从 19 世纪末开始，随着科学技术成果大量应用于医学，现代医学发展日新月异，发生了根本性的变化。

在过去的一个世纪里，我国现代化进程加快，现代医学也急起直追。但由于启程晚，社会经济发展落后，在相当长的时期里，我国的现代医学远远落后于发达国家。记得 20 世纪 50 年代，我虽然生活在上海这个最发达的城市里，但是母亲做子宫切除术还要到全市最高级的医院才能完成；我患猩红热继发严重风湿性心包炎，只在最严重昏迷时用过一点青霉素。20世纪60—70年代，我从上海第一医学院毕业后到陕西农村基层工作，在很多时候还只能靠"一根针，一把草"治病。但是改革开放仅仅30多年，我国现代医学的发展水平已经接近发达国家。可以说，世界上所有先进的诊疗方法，中国的医生都能做，有的还做得更好。更为可喜的是，近年来我国医学界开始取得越来越多的原创性成果，在某些点上已经处于世界领先地位。中国医生已经不再盲从发达国家的疾病诊疗指南，而能根据我们自己的经验和发现，根据我国自己的实际情况制定临床标准和规范。我们越来越有自己的东西了。

要把我们"自己的东西"扩展开来，要获得越来越多"自己的东西"，就必须加强学术交流。我们一直非常重视与国外的学术交流，第一时间掌握国外学术动向，越来越多地参与国际学术会议，有了"自己的东西"也总是要在国外著名刊物去发表。但与此同时，我们更需要重视国内的学术交流，第一时间把自己的创新成果和可贵的经验传播给国内同行，不仅为加强学术互动，促进学术发展，更为学术成果的推广和应用，推动我国医学事业发展。

我国医学发展很不平衡，经济发达地区与落后地区之间差别巨大，先进医疗技术往往只有在大城市、大医院才能开展。在这种情况下，更需要采取有效方式，把现代医学的最新进展以及我国自己的研究成果和先进经验广泛传播开去。

基于以上考虑，科学技术文献出版社精心策划出版《中国医学临床百家》丛书。每本书涵盖一种或一类疾病，由该疾病领域领军专家撰写，重点介绍学术发展历史和最新研究进展，并提供具体临床实践指导。临床疾病上千种，丛书拟以每年百种以上规模持续出版，高时效性地整体展示我国临床研究和实践的最高水平，不能不说是一个重大和艰难的任务。

我浏览了丛书中已经完稿的几本书，感觉都写得很好，既全面阐述有关疾病的基本知识及其来龙去脉，又介绍疾病的最新进展，包括笔者本人及其团队的创新性观点和临床经验，学风严谨，内容深入浅出。相信每一本都保持这样质量的书定会受到医学界的欢迎，成为我国又一项成功的优秀出版工程。

《中国医学临床百家》丛书出版工程的启动，是我国现代医学百年进步的标志，也必将对我国临床医学发展起到积极的推动作用。衷心希望《中国医学临床百家》丛书的出版取得圆满成功！

　　是为序。

作者简介
Author introduction

颜华

颜华，天津医科大学总医院眼科教授、主任医师，博士研究生导师，曾公派出国赴加拿大 McGill 大学眼科研修。现任天津医科大学校长、天津市青年联合会副主席、亚太地区眼外伤学会副主席、中国残疾人康复协会视力残疾康复专业委员会主任委员、中华医学会眼科学分会委员及专家会员、中国医师协会眼科医师分会常务委员、中华医学会眼科学分会眼外伤学组组长、中国医师协会眼科医师分会眼外伤专业委员会主任委员、天津市医学会眼科学分会副主任委员、中国医院协会常务理事、澳门特别行政区视力残疾首席专家。

从事临床工作 30 余年，致力于眼外伤、玻璃体视网膜疾病的临床与基础研究，在严重眼外伤、难治性玻璃体视网膜疾病诊疗的临床与基础研究领域取得了突破性进展，在视神经疾病、眼免疫病的诊断与治疗方面积累了丰富的经验，在应用微创玻璃体切除手术技术治疗各种原因所致玻璃体积血、视网膜脱离、糖尿病视网膜病变、黄斑部疾病等主要眼底疾病的诊治水平处于国内领先水平，特别是微创治疗复杂眼外伤及无光感眼技术达到国际领先水平，并多次应邀在国际眼科会议展示手术技术。

作为《眼科学》课程负责人主持中文、英文教学工作，其中临床医学七年制教学的《眼科学》课程被评为"天津医科大学精品课程"、国际学院留学生《Ophthalmology》课程被评为"天津市来华留学全英文授课品牌课程"。先后承担了国家"863"子项目、国家自然科学基金重点培育项目与面上项目、教育部博士点基金、天津市科技支撑项目、天津市科委重点及面上项目等。

以第一作者和通讯作者发表学术论文近200余篇。主编、参编著作（教材、电子出版物）12部。同时还担任了《Retina-Vitreus》等多个专业期刊编委。先后获得了天津市科技进步二等奖、北京市科技进步二等奖、中华医学会科技进步三等奖、中国残疾人康复协会科学技术二等奖等多项科研奖励。主持制定了《2001 年中国 0～6 岁残疾儿童抽样调查》和《2006 年第二次全国残疾人抽样调查》视力残疾标准，以及《澳门视力残疾标准》。

积极投身扶残助残社会公益事业，多次作为"视觉第一，中国行动"国家医疗队队长，组织带领眼科医生和护士，远赴内蒙古、新疆、四川、宁夏、安徽和甘肃等地，为老少边穷地区白内障患者送去光明，并获得前国家卫生部和中国残疾人联合会表彰，并被评为先进个人。坚持组织、参加每年 6 月 6 日"全国爱眼日"活动，深入社区、老年公寓、视力障碍学校和儿童福利院为视力残疾患者送医送药。荣获中国优秀眼科医师奖、中国青年志愿服务金奖、中华眼科学会奖、中华人民共和国前国家卫生和计划生育委员会优秀基层眼科医生、天津市"十五"立功先进个人、天津市优秀共产党员、天津市职工职业道德建设十佳标兵、天津市十大杰出青年提名奖、天津市优秀教师、天津医科大学德高医粹青年先锋奖等奖项与荣誉称号。

于金国

于金国，医学博士，天津医科大学总医院眼科副主任医师，现任天津市抗衰老学会第一届眼科专业委员会委员。

参加工作 10 余年来一直致力于眼科学医疗与科研工作，擅长玻璃体视网膜疾病、严重眼外伤的诊断及手术治疗，擅长眼眶爆裂性骨折、眼眶复合性骨折、眼眶肿瘤及眶颅沟通性肿瘤的影像学诊断与手术治疗，在白内障、青光眼等疾病的诊断及治疗方面也积累了丰富的经验。发表学术论文 10 余篇，学术专著副主编 1 部、参编 3 部，医学视听教材 1 部，主持及参与省部级及局级科研项目 5 项，获天津市科技进步二等奖 2 项、中华医学科技奖三等奖 1 项、天津市科技进步三等奖 1 项，残疾预防及康复科学技术二等奖 1 项，填补天津市医药卫生领域新技术空白项目 1 项。曾获校级优秀团干部、院级优秀教师、青年岗位能手等荣誉称号。

积极参加扶残助残社会公益活动，每年 6 月 6 日 "全国爱眼日" 深入社区、老年公寓、视力障碍学校和儿童福利院为视力残疾患者进行义务检查。2005 年参加了第二次全国残疾人抽样调查视力专业医生师资培训工作。2013 年 6 月至 2015 年 7 月参加了第 22 批援非医疗队，远赴刚果（布）首都布拉柴维尔中刚友好医院执行为期 2 年的援非任务，在当地极其简陋的医疗条件下，成功开展了小切口白内障囊外摘除联合人工晶状体植入术、青光眼小梁切除术、翼状胬肉切除联合结膜转位术、角膜缘干细胞移植术、眼球破裂伤探查修复术、眼睑畸形矫正术和眶前部肿瘤摘除术等，获得了良好的治疗效果，得到了当地医院院长、眼科医生与患者的高度赞誉。2017 年参加了西宁 "免费白内障手术" 与 "爱之光农村青光眼防治项目"。

前 言
Preface

眼睛，是结构非常精细的视觉器官，好似一架照相机，光线经过角膜及瞳孔（光圈），通过晶状体（镜头）的折射作用投射到视网膜（胶卷）上形成清晰的物像，是人类获取外界信息的重要途径，人类80%～90%的信息是通过眼睛获得的。眼睛是心灵的"窗户"，毋庸赘言，眼睛对于人类而言是多么的重要。

从结构上来看，眼睛近似球形，位于眼眶内，其最前端突出于眶缘外12～14mm。由于眼睛暴露在外，机械性、物理性、化学性等因素可直接作用于眼部，引起眼球结构和功能不同程度的损害，称为眼外伤。

从世界范围看，眼外伤已成为当今世界单眼盲和视力残疾的主要原因。据国外资料统计，每年约有50万例致盲性眼外伤发生，在发展中国家，眼外伤排在致盲病因的第2位。在我国，平均每年发生眼外伤500万～1200万例，占眼科住院患者的 16%～35%，为单眼盲的首位致盲原因，双眼盲者约 2.56% 由眼外伤引起，并且眼外伤有逐年增加的趋势。

对于患者来说，则意味着外面的世界变得模糊或完全黑暗，以致影响其日常生活及社会参与度；对于家庭来说，视力损害则意味着生活负担的加重。作为眼科医生，我们更能体会到眼外伤带给患者与其家属的痛苦，更能体会他们渴望得到救治的心情。近现代医学的发展，也伴随着眼科学的不断进步，眼科显微手术技术的不断创新和提高，尤其玻璃体视网膜手术技术的推广和手术仪器、设备的不断更新，眼外伤的救治范围和水平有了更多拓展大幅提高，以往被放弃治疗的眼球，现在也可得到拯救，并取得良好效果。随着眼外伤救治技术的精细化，我国眼外伤救治工作进入了一个崭新的时代。

作为眼科医生，我们有义务也有责任在眼外伤救治工作方面进行更加深入的研究和大胆尝试。为了有利于观察各种眼外伤疾病的自然转归，建立了各种各样的动物模型，如标准化外伤性视神经损伤动物模型、标准化外伤性玻璃体积血动物模型、细菌性眼内炎动物模型、脉络膜上腔出血动物模型等，以及硅油抑制细菌、真菌、病毒的作用规律，部分研究成果为临床治疗眼外伤提供了重要的理论依据，并大胆尝试了临时人工角膜下行玻璃体切除手术联合角膜移植手术治疗严重眼外伤致严重角膜血染无光感眼，玻璃体切除联合硅油填充治疗无视网膜脱离的外伤性眼内炎，以及眼外伤玻璃体切除术后Ⅱ期人工晶状体植入的手术时机和手术方式的研究等，确实提高了眼外伤救治的效果。眼外伤患者术后满意的微笑，是我们在救治眼外伤道路上不断前进的动力。

我们在总结老一辈眼科医务工作者眼外伤研究成果的基础上，结合自己多年的临床实践、思考与研究的总结，呈现出我们在眼外伤治疗方面的观点和建议，也希望得到更多眼科专家、医生的批评与指正，我们也会不断在临床工作中修正和发布新的观点。由于时间所限，围绕眼外伤，特别是严重眼外伤的很多问题、很多观点未能提及或充分论述，以及本人能力水平所限，难免会出现许多问题，承蒙各位不吝赐教。

最后，特别感谢我的患者，是他们相信我们这个团队，是他们那种不向痛苦、磨难屈服的精神激励我们不断进取，在眼外伤救治的道路上不断收获成果。也希望各位眼科同道、朋友们在眼外伤救治方面提出您的宝贵意见和建议，我们也将不断完善"眼外伤观点"。

颜华

目　录
Contents

我国眼外伤流行病学特征概述

1. 眼外伤是我国单眼盲的首位致盲眼病

随着医学科学发展的需要，流行病学已愈来愈成为一门重要的学科。针对眼外伤进行大规模的流行病学调查，掌握国内眼外伤流行病学特征，提出防范措施和研究展望，从而可以降低眼外伤的发生率和致盲率。

从世界范围看，随着社会和经济的发展，眼外伤已成为当今世界单眼盲和低视力的主要病因。据国外资料统计，每年约有 50 万例致盲性眼外伤发生，在发展中国家，眼外伤排在致盲病因的第 2 位。在我国，眼外伤则是单眼盲的首位致盲眼病，我国每年平均发生眼外伤 500 万～ 1200 万例，占眼科住院患者的 16%～ 35%，为单眼盲的首位致盲原因，双眼盲约有 2.56% 由眼外伤引起，并且眼外伤有逐年增加趋势。目前我们还难以准确统计全国眼外伤的患病人数，但可以肯定的是我国拥有世界上最多的眼外伤患者的国家之一。因此,眼外伤成因的流行病学调查研究就显得极为重要和迫切。

2. 我国眼外伤流行病学研究与发达国家相比仍存在差距

在眼外伤的流行病学研究方面,我国与经济发达国家总体上存在差距。在发达国家,有关眼外伤的流行病学研究均得到广泛开展,相关资料较为完善,如美国眼外伤登记处(United States Eye Injury Registry,USEIR)和国际眼外伤登记处(World Eye Injury Registry,WEIR)均是专门的眼外伤登记机构,可随时提供全面且具有权威性的统计数字,以便为临床工作、社会工作提出宏观或具体的指导。

我国每年由于各种原因导致的眼外伤病例很多,开展眼外伤救治的地区和医院广泛,参与眼外伤救治工作的医师也很多。但是,国内多数医院缺乏长期且全面详细的眼外伤资料收集工作,致使我国缺少具有权威性的全国眼外伤流行病学资料。随着对眼外伤防治工作的逐步重视,不断有更多的眼科机构参与到眼外伤的流行病学研究工作中。目前,北京、潮汕、郑州等地均出现了高质量的大样本眼外伤流行病学研究报道。其中最具代表性的是马志中带领的团队于 1997 年正式创立和开展的眼外伤玻璃体手术研究(eye injury vitrectomy study,EIVS)。中华医学会眼科学分会眼外伤学组于 2008 年创立了中国眼外伤登记网(www.cneir.

org），旨在针对我国眼外伤的流行病学研究、玻璃体手术等干预措施、外伤眼术后远期解剖结构恢复及视力预后等方面，建立多中心研究平台，借此制定我国眼外伤 I 期处理规范、玻璃体手术干预时机及眼外伤防盲治盲的临床诊疗相关标准，目前已经有30 余家医院接受了研究方案，并进入了数据库录入系统。随着越来越多眼科机构的加入，信息与资源共享将有力地推动我国眼外伤流行病学的研究及防治工作不断发展。

3. 我国眼外伤的流行病学特征

我国以人口为基数的眼外伤发病率的报道较为少见，多是以一个或多个医疗单位收治患者的比例数。因此，目前我国缺乏以人口基数为基础的眼外伤发生率及致盲情况的系统资料，但各地都有大量的论文统计报告，反映出眼外伤发生的严重性和不良后果。

总体来看，我国眼外伤的类型和预后受到不同地区经济水平、医疗条件和交通状况等因素的影响有所差异，但在发生率、严重眼外伤的发病规律和比例上都有相似之处，我国北方与南方地区之间无明显差异。据不完全统计，我国每年平均发生眼外伤 500 万～ 1200 万例，性别分布上男女比例为2.75 ：1 ～ 10.3 ：1，眼外伤患者年龄分布有其特殊性，一般来说，在各个年龄段均可发生眼外伤，但发病年龄多在 7 ～ 50 岁，其中儿童和青壮年居多，职业以工人和农民为主，其次为学生和学龄前儿童。

从 20 世纪 80 年代中期至今，我国道路交通伤害的死亡率一直居于世界之首，道路交通伤害伴随的眼外伤成了严重的社会问题。我国双眼外伤多发生在灼伤和爆炸伤病例，工矿、农业生产中雷管的非安全管理和使用，均导致许多眼外伤的发生。调查发现眼外伤是导致儿童单眼盲的首位原因，且视力损伤严重，预后不容乐观，致盲率较高。

国内调查发现在儿童眼外伤中，致伤因年龄阶段不同而不同，如 0～9 岁儿童主要致伤原因为异物伤，10～12 岁男童主要致伤原因为热烧伤，13～18 岁男童主要致伤原因为异物伤，13～15 岁女性主要致伤原因为异物伤，16～18 岁女性主要致伤原因为车祸。在异物伤中，金属物品、玻璃、树枝等致伤占 61.41%，而玩具、雨伞等致伤占 38.59%；在外伤类型中，开放性眼外伤占 40.05%，闭合性眼外伤占 31.34%，开放性眼外伤中穿孔伤所占比例较大，为 59.63%，闭合性眼外伤中挫伤占 82.54%，裂伤中角膜裂伤多于巩膜裂伤。

综上分析，职业性外伤、交通事故和儿童外伤是眼外伤发生的主要原因，将是我国开展眼外伤防治工作的重点，依然是我国需要重视的公共问题之一。

4. 重视我国眼外伤登记工作

眼外伤登记工作可为制定眼外伤治疗规范和临床指南提供依

据，可了解我国不同地区眼外伤救治水平并提供指导，可为眼外伤临床研究工作提供数据，可为全面提升我国眼外伤防治工作的国际地位打下基础。眼外伤病例登记的基本方法：

（1）纸质版登记

临床研究或流行病学研究中最经典的收集数据的方法。通常在接诊后直接填写并妥善保管，资料汇总后定期传真或将复印件邮寄至负责人单位，由专人进行统一录入。

（2）电子版终端登记

需事先设计录入数据库，可以采用 Office 的办公软件 Excel 进行，自行将所录入的内容编辑成列，逐行登记。此外，还可采用 Epidata 软件进行登记。

（3）网络登记

集大型服务器数据存储的动态网页，使用者通过注册进入网站进行数据登记。

（4）随访登记

由于必须记录伤者的随访情况，才能完整完成病例登记，故无论采用哪一种登记方式，都不能忽视随访登记。

（5）数据汇总

建议由参加单位指定负责人对所有数据资料进行统一回收和管理，并录入数据库。

5. 我国眼外伤的基础与临床研究尚有许多问题需要解决

（1）眼外伤流行病学研究工作薄弱

在发达国家，有关视力残疾的流行病学研究均得到广泛开展，相关资料较为完善，如 USEIR 和 WEIR 均是专门的眼外伤登记机构。我国的眼外伤流行病学研究工作相对薄弱，每年因各种原因导致大量眼外伤病例，但多数医院缺乏全面详细的眼外伤资料收集工作，而有关眼外伤流行病学研究工作仅限于少数眼科机构的短期统计和报道，无法宏观指导眼外伤防治工作，缺少具有权威性的眼外伤流行病学资料。因此，亟待建立专门的研究体系以完成资料的登记并开展相关研究。

（2）尚未在全国建立各级防治眼外伤的专科队伍和机构

至今全国尚无眼外伤亚专科医师的培训标准和准入制度，医师队伍缺乏眼外伤专业的系统培训，特别是在一些偏远地区，比较复杂且疑难的病例不能获得及时的救治指导，患者在转诊过程中错过最佳救治时间，影响患者的预后，不利于我国眼外伤救治整体水平的提高。

（3）精准化眼外伤救治中尚有许多临床难点需要解决

精准化眼外伤治疗是指眼外伤救治全过程的精准化，如治疗前的准备和方案设计、治疗过程中的处理，以及治疗后的复诊和处理。眼外伤情况多样性，导致治疗结果具有不可预测性，因此更需要精准化治疗。

(4) 尚未在公众中普及防治眼外伤的知识

眼外伤应以"预防为主",但在眼外伤的防治领域,与发达国家相比存在着很大差距,眼外伤的预防还存在许多问题,如一次性注射器伤害儿童以致化脓性眼内炎的报道屡见。工矿、农业生产中雷管的非安全管理和使用,均导致许许多多眼外伤的发生。由此可见,目前在公众中普遍缺乏眼外伤的相关知识,在公众中宣传和普及眼外伤的防治知识十分必要,而且非常迫切。

参考文献

1. 马志中. 我国机械性眼外伤防治的研究现状与进展. 中华眼科杂志,2005,41 (8):736-738.

2. 曹贺,李丽萍. 我国眼外伤流行病学特征和预防策略. 伤害医学(电子版),2012,1 (1):39-42.

3. 颜华. 我国眼外伤救治现状与面临的挑战. 中华眼科杂志,2015,51 (8):561-564.

4. 刘洪. 中国统计年鉴. 北京:中国统计出版社,1997.

5. 惠延年. 对眼外伤防治应引起极大重视. 中华创伤杂志,2000,16 (7):389-390.

6. 徐建峰,王雨生. 我国大陆地区眼外伤的流行病学状况. 国际眼科杂志,2004,4 (6):1069-1076.

7. 张颖,张卯年. 眼外伤流行病学研究现状. 国际眼科纵览,2007,31 (6):

426-431.

8. 金鸣昌，潘海燕，陶亚，等.1439 例眼外伤病例的临床分析.中华眼科杂志，2003，39（3）：135-137.

9. 周共文.753 例眼外伤患者相关因素分析.创伤外科杂志，2004，6（1）：65-66.

10. 李秋明，郑广瑛，张金嵩，等.眼爆炸伤临床分析.中国实用眼科杂志，2003，21（8）：624-626.

11. 李淑珍.千例眼外伤相关因素分析.眼外伤职业眼病杂志，2001，23（3）：20-22.

12. 黄晓波，孙志敏，吴莹，等.南通市开放性眼外伤 140 例的临床分析.中华眼外伤职业眼病杂志，2016，38（5）：393-396.

13. 马琳，马绍珍，张鑫，等.儿童眼外伤调查分析.眼外伤职业眼病杂志，2010，32（9）：663-665.

14. 刘金花，陈红，张颖，等.402 例儿童眼外伤临床因素分析.解放军医学院学报，2016，37（6）：556-559.

眼外伤分类、分区及手术技巧

6. 眼外伤分类

眼外伤按致伤原因可分为机械性眼外伤及非机械性眼外伤。机械性眼外伤，包括眼钝挫伤、穿孔伤和异物伤等，非机械性眼外伤，包括眼热烧伤、化学伤、辐射伤及电击伤等。根据国际眼外伤学会推荐按性质将机械性眼外伤分为开放性眼外伤和闭合性眼外伤两类，其中开放性眼外伤是由钝性或尖锐物品所致的眼球壁（角膜－巩膜）全层裂伤，包括眼球穿孔伤、贯通伤、眼内异物伤、眼球破裂伤；闭合性眼外伤，包括眼球钝挫伤、板层裂伤（图1）。

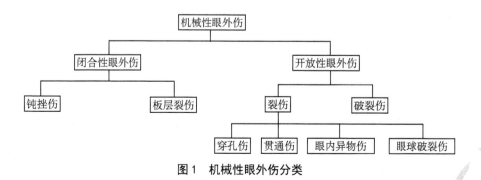

图 1　机械性眼外伤分类

7. 开放性眼外伤分区

根据国际眼外伤分类体系，开放性眼外伤分为 3 个解剖分区（图 2）：Ⅰ区指局限于角膜内（包括角巩膜缘），Ⅱ区指角巩膜缘后 5mm 内的巩膜区域，Ⅲ区指超过角巩膜缘后 5mm 的区域。不同区域的损伤特点不同。Ⅰ区及Ⅱ区伤口：累及区域包括角巩膜缘、睫状体及扁平部区域，损伤通常导致角膜损伤、瞳孔变形、瞳孔缘撕裂、虹膜根部离断、房角后退、外伤性白内障、晶状体脱位等。Ⅲ区伤口：损伤常累及视网膜，可导致玻璃体积血、视网膜或脉络膜脱离、脉络膜上腔出血、眼内异物、眼内炎等。

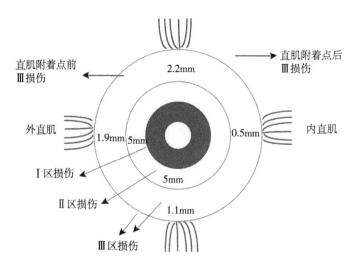

图 2 眼外伤分区示意图（彩图见彩插 1）

8. 开放性眼外伤手术技巧

（1）开放性眼外伤Ⅰ期手术主要目的是恢复眼球完整性

开放性眼外伤Ⅰ期手术主要目的是恢复眼球完整性，需要尽早进行。术前认真清洗结膜囊，术中在显微镜下再次仔细清洗伤口。清晰完整的手术视野对于辨别眼组织以及伤口修复非常重要，因此术中要彻底止血。必要时可临时深层缝合结膜及Tenon's囊作牵引缝线，以便更加清晰地暴露手术视野，使对位缝合更加准确。通常采用钝性分离方法分层暴露伤口处组织，尽量不剪切眼组织。所有Ⅰ期伤口要求密闭缝合。Ⅰ期手术结束时一定要恢复前房和眼压，尽可能使眼内组织恢复到原位，为Ⅱ期手术提供良好的解剖基础。

（2）Ⅰ区伤口的处理要点与技巧

小于3mm并且整齐的角膜伤口，如伤口处无虹膜嵌顿及渗漏，可行加压包扎或配戴治疗性角膜接触镜即可。大于3mm的伤口，应尽快手术缝合。缝合伤口前，根据前房深度以及虹膜是否嵌顿于伤口，采用不同方法。如果虹膜嵌顿于角膜伤口或前房消失，可向前房注入黏弹剂以恢复前房，避免术后虹膜嵌顿和前粘连。缝线一般用10-0尼龙线，进针达到角膜全层2/3以上。缝合周边角膜伤口时，宜缝针跨度大而针距小；缝合中央角膜时，宜缝针跨度小而针距大，缝线松紧适当，缝合完毕线结埋在隧道内，以减轻刺激感。若伤口跨越瞳孔区，缝合时尽量避开瞳孔中央区域。对于角膜组织缺损的伤口，应视伤口的大小采取荷包式缝合、结膜覆盖等，有条件者可直接行穿透性角膜移植术。

对于虹膜嵌顿，原则上尽可能还纳，并且尽量使虹膜复位到原位，以免影响术后视力和外观。虹膜是否需剪除不应以脱出的时间来定，应视其受污染程度及是否坏死来定。脱出较久的虹膜，表面常有一层纤维素膜，用虹膜恢复器和显微镊将其剥除，再用抗生素生理盐水冲洗后还纳；较大的伤口且虹膜脱出较多，需边缝合伤口，边恢复虹膜。恢复虹膜过程中，黏弹剂的应用很有帮助。对于虹膜根部离断或虹膜裂伤，应考虑在眼前节恢复稳定情况后进行Ⅱ期手术修复。

(3) Ⅱ区伤口的处理要点与技巧

缝合角巩膜伤口时，第 1 针先缝合角巩膜缘，对合要整齐，然后依次缝合角膜和巩膜伤口。如有玻璃体脱出，尽量将其剪除；嵌顿或脱出的睫状体、脉络膜则应尽量清洗干净后还纳，如果已有污染必须剪除时，应先用电凝器做局部烧灼后再行剪除，以免发生大量出血。对于脱离的睫状体，在看不清楚解剖位置的情况下不要盲目缝合，否则容易引起对位不良，给Ⅱ期手术以及睫状体功能的最终恢复带来不良影响。可通过眼内填充气体或黏弹剂促使其自然复位，为Ⅱ期手术治疗打下良好基础。

(4) Ⅲ区伤口的处理要点与技巧

缝合巩膜伤口一定要充分分离巩膜伤口边缘的组织，充分暴露伤口，使缝合更加准确。缝合巩膜伤口应遵循从前向后、边暴露伤口边缝合原则。可利用前一根缝线作牵引，向后分离巩膜伤口周围组织，逐针"收复失地"，直到全部伤口缝合。这样可以避免由于一次性暴露伤口过大而导致眼内容物进一步脱出。一般采用 7-0 可吸收缝线，从距伤口边缘 1mm 处进针，深度约 1/2 巩膜厚度。缝合间隔一般为 2 ～ 3mm。伴有视网膜或脉络膜脱出时，用虹膜恢复器边回纳边结扎缝合，避免眼内组织嵌顿或进一步脱出。结扎缝线时应注意伤口内不可有血痂、玻璃体、葡萄膜或视网膜嵌顿。

对于缝合后巩膜伤口，为了减少对眼球牵拉、避免眼内容物脱出，可视情况临时剪断直肌，充分暴露后巩膜伤口并缝合。对于贯通伤，应先缝合前部伤口，再根据后部伤口大小及位置决定是否直接缝合或采取其他方法。直肌下的伤口，需断开直肌充分暴露伤口后缝合。对于断开直肌的伤眼，缝合伤口后需将直肌缝合至原位。

伤道内口通常是由凝血块、嵌塞的玻璃体和（或）视网膜、葡萄膜组织以及纤维素性渗出共同组成的复合体。随着损伤修复过程的进行，这个复合体构成了瘢痕性愈合过程的原基。伤道处嵌顿的组织是后期增生性玻璃体视网膜病变形成与牵拉的根源。因此，缝合巩膜伤口时应确保伤道处无玻璃体、色素膜、视网膜等组织嵌顿。伤口处脱出的玻璃体应剪除，视网膜和脉络膜组织应尽量还纳。应注意仔细辨认脱出的组织，切勿将脱出的视网膜与玻璃体一并剪除。缝合结束后尽量通过眼内填充气体或者黏弹剂将眼球填充饱满，最大限度地促使眼球内组织各归其位，为 II

期玻璃体视网膜手术奠定良好基础。

参考文献

1. 颜华. 重视开放性眼外伤 I 期手术处理. 中华眼视光学与视觉科学杂志, 2015, 17 (2): 65-67.

2. Ritson JE, Welch J.The management of open globe eye injuries: a discussion of the classification, diagnosis and management of open globe eye injuries.J R Nay Med Serv, 2013, 99 (3): 127-130.

3. 马志中. 玻璃体手术治疗开放眼球伤的时机和核心问题. 中华眼底病杂志, 2009, 25 (1): 1-3.

4. Agrawal R, Ho SW, Teoh S.Pre-operative variables affecting final vision outcome with a critical review of ocular trauma classification for posterior open globe (zone III) injury.Indian J Ophthalmol, 2013, 61 (10): 541-545.

5. 毛春洁, 颜华. 机械性眼外伤临床特征及眼外伤评分应用. 中华眼科杂志, 2012, 48 (5): 432-435.

开放性眼外伤的 I 期联合手术

9. 外伤性白内障

对于开放性眼外伤合并外伤性白内障患者，原则上应尽量分期完成手术，即 I 期修复开放性伤口，待炎症消除后择期行白内障手术。一方面，I 期手术时角膜水肿、晶状体结构辨别不清、眼前节炎症反应重，在此情况下，如果进行白内障手术，可加重术后炎症反应及损伤；另一方面，II 期手术时眼前节基本恢复稳定，可以充分考虑角膜散光、眼轴长度等因素，能够更加准确测量伤眼 IOL 度数，从而最大限度地提高患者视力。

对于晶状体已破裂、大量晶状体皮质溢出者，在手术视野清晰，手术医师有丰富白内障手术经验的情况下，可考虑在角膜修复缝合的同时吸出白内障。根据损伤以及白内障形态的不同，可选择超声乳化、小切口白内障手术、手动助吸或经睫状体平坦部晶状体切除等方式完成手术。

10. 晶状体脱位

合并晶状体半脱位者一般先行Ⅰ期伤口修复，术后观察。若玻璃体大量溢入前房或高眼压不能控制，则需手术处理。合并晶状体完全脱位者，如果脱位于前房，可在修复开放性伤口后行晶状体吸除；如果脱位于玻璃体腔，则应选择Ⅰ期修复开放性伤口，Ⅱ期行玻璃体切除联合脱位晶状体切除。

11. 是否Ⅰ期行人工晶状体植入

对局限于Ⅰ区及Ⅱ区的损伤，在角膜、晶状体囊膜、悬韧带以及虹膜条件良好，且手术医师经验丰富的情况下，可考虑选择Ⅰ期 IOL 植入。但由于不能得到伤眼准确的角膜曲率、眼轴长度等数据，往往需参考对侧眼 IOL 度数测量的数据，从而导致 IOL 度数不准确。对于累及Ⅲ区的眼后节损伤，由于 IOL 植入后会影响眼后节手术观察和操作，所以不建议选择Ⅰ期 IOL 植入。开放性眼外伤玻璃体切除术后Ⅱ期 IOL 植入手术更安全可靠，更能获得满意的临床效果。

12. Ⅰ期眼内异物取出手术

开放性眼外伤合并眼内异物者，伤后眼内炎的发病率为6.9%～16.6%，因此原则上应尽快取出眼内异物，最大限度降低异物对眼球的机械性和化学性损伤。然而，临床上由于眼内异物性质、损伤位置及污染程度等差别，以及手术医师经验不同，往往需要综合考虑，以便确定最佳手术治疗方案。

对于性质相对稳定的异物，如玻璃、石头、自身毛发（不含毛囊）、塑料以及惰性金属（石墨、铝、金等），可以先行Ⅰ期伤口修复，术后积极控制感染并密切观察，对于病情稳定的择期行Ⅱ期手术取出异物。对于性质活跃的金属异物，如铁、铅、铜、锌、镍及合金，以及生物性异物（动物、植物等），由于极易引起眼内炎症，应尽量Ⅰ期手术取出。

除非伤口过大或异物嵌顿于伤口处，一般不选择自原伤口取出异物。磁性异物可采用磁石吸引或玻璃体切除手术取出，而非磁性异物则需根据异物位置、性状及大小选择不同手术方法和切口取出。对于前房异物，在黏弹剂辅助下经角巩膜缘切口将其取出。对于眼后节异物，应具体情况具体分析。对于较小的眼内异物，可通过玻璃体手术切口取出；对于较大的眼内异物，可通过角巩膜缘切口取出；对于巨大眼内异物（异物直径接近角膜直径），为避免进一步加重对眼内组织损伤，也可采用 open-sky 方法取出。

参考文献

1. Shah M，Shah S，Upadhyay P，et al.Controversies in traumatic cataract classification and management：a review. Can J Ophthalnml，2013，48（4）：251-258.

2. Agarwal A，Kumar DA，Nair V. Cataract surgery in the setting of trauma.Curr

Opin Ophthalmol, 2010, 21（1）：65-70.

3. Shah AS, Turalba AV.Intraocular lens implantation in penetrating ocular trauma. Int Ophthalmol Clin, 2010, 50（1）：43-59.

4. Salehi-Had H, Turalba A.Management of traumatic crystalline lens subluxation and dislocation.Int Ophthalmol Clin, 2010, 50（1）：167-179.

5. 颜华 . 开放性眼外伤玻璃体切除术后 Ⅱ 期人工晶状体植入的疗效分析 . 中华眼科杂志，2014, 50（2）：105-108.

6. Ahmed Y, Schimel AM, Pathengay A, et al.Endophthalmitis following open-globe injuries.Eye（Lond），2012, 26（2）：212-217.

7. Zhang Y, Zhang MN, Jiang CH，el al.Endophthalmitis following open globe injury.Br J Ophthalmol，2010, 94（1）：111-114.

8. Parke DW, Flynn HW Jr, Fisher YL.Management of intraocular foreign bodies：a clinical flight plan.CanJ Ophthalmol, 2013, 48（1）：8-12.

9. Feng K, Shen L, Pang X, et al. Case-control study of risk factors for no light perception after open-globe injury：eye injury vitrectomy study.Retina, 2011, 31（10）：1988-1996.

10. Soni NG, Bauza AM, Son JH, et al. Open globe ocular trauma：functional outcome of eyes with no light perception at initial presentation.Retina, 2013, 33（2）：380-386.

11. 马志中，胡运韬 . 关于开放性眼外伤救治的几个重要问题 . 中华眼科杂志，2013, 49（8）：673-675.

12. 颜华 . 重视开放性眼外伤 Ⅰ 期手术处理 . 中华眼视光学与视觉科学杂志，2015, 17（2）：65-67.

机械性眼外伤无光感眼玻璃体切除手术

13. 机械性眼外伤无光感不是 I 期眼球摘除手术的绝对适应证

机械性眼外伤性无光感的定义一般采用 Pieramici 等于 1997 年首次提出的概念，即眼球受机械性外伤后，用间接检眼镜最强亮度的光照射伤眼时无光感，称为外伤性无光感。传统观念认为机械性外伤无光感眼预后不良，是眼球摘除的主要指征。

随着对眼外伤认识的不断深入，手术器械、手术技术的进步及手术理念的更新，对于外伤后无光感眼的手术治疗有了一个全新的认识。对于开放性眼外伤，无论患眼是否有光感，均应首选将眼球伤口修复，尽快恢复要求外形，保持眼压稳定。多数研究表明，无光感眼在接受适当的 I 期及 II 期手术处理后，有相当比例的患眼可获得一定程度的视力恢复。因此，机械性眼外伤无光感不是 I 期眼球摘除的手术适应证，也不能以预防交感性眼炎为由摘除无光感眼。

Ⅰ期眼球摘除手术只在极少数情况下可考虑，如伤眼在受伤前已失明；患眼损伤严重，且全身情况极差，不能耐受再次手术或麻醉；眼球损伤极为严重，无法手术修复者。

14. 准确判断机械性眼外伤后无光感的原因是手术关键

准确判断机械性眼外伤后无光感的原因是提高Ⅱ期玻璃体切除手术效果的关键。一般情况下，外伤造成视力无光感的主要原因为视神经损伤、大量玻璃体积血、视网膜脉络膜出血及脱离等。因此，术前应行视神经管 CT 检查，除外由于视神经管骨折或视神经损伤造成视力无光感的情况。只要手术彻底清除玻璃体和脉络膜上腔积血，使视网膜脉络膜复位，恢复光感以上视力是有可能的。

因此，严重机械性眼外伤常可导致眼球与视功能丧失，但不能认为严重眼外伤后无光感眼失去了治疗价值，为预防交感性眼炎而采取眼球摘除术。应选择合适的玻璃体切除手术治疗时机，积极治疗，切除玻璃体内、视网膜上或视网膜下增生膜，松解视网膜，视网膜解剖复位，冷冻或激光光凝封闭视网膜裂孔，玻璃体腔气体或硅油充填，尽一切可能拯救眼球和挽救视功能。我们认为，随着玻璃体视网膜手术理论与技术的发展，许多看似无望的无光感伤眼经手术恢复了部分视功能。

15. 机械性眼外伤后无光感并非丧失手术价值

机械性眼外伤无光感在一些病例并不意味着视力永久性丧失，因此，机械性眼外伤后无光感并非丧失手术价值。视神经和视路的完整性是视觉的结构基础，因此，眼外伤后应进行一些必要的检查，如眼科超声检查、眼眶CT检查及视神经管CT检查，如果条件允许应在术前行视觉电生理检查，除外视功能有无不可逆性损伤。

如果无光感的原因为视网膜、脉络膜广泛受损，则手术无效果。如果无明确的视神经损伤及视网膜脉络膜广泛破损，则应考虑手术探查，尽可能挽救患者的视力。

如果患眼眼底无红光反射，术中光导纤维至玻璃体中部时几乎看不见光亮，说明致密玻璃体积血阻碍光线传播，这可能是伤眼无光感的主要原因。致密玻璃体积血所致视力为无光感眼的玻璃体切除术后恢复光感以上的视力是可能的。

外伤性或迟发性脉络膜上腔出血所致的玻璃体积血而引起的无光感眼，只要视神经和视路是完整的，无视神经乳头撕脱，无明显球后壁破裂，进行玻璃体手术探查治疗仍有一定价值。

如果眼外伤致视力为无光感是屈光间质致密混浊伴视网膜撕裂或脉络膜水肿脱离所致，经玻璃体视网膜手术治疗，恢复屈光间质透明，复位视网膜，大多数患者可有不同程度的视力恢复。

16. Ⅱ期玻璃体视网膜手术应尽可能在伤后14天内进行

玻璃体切除手术时机的选择对拯救眼球和恢复视功能起着决定性作用。一般来讲，眼球破裂伤病变的病情分为 3 个不同的病理阶段：①伤后 1～7 天为炎症反应期，此期眼内组织水肿、出血；②伤后 7～14 天为细胞增生期，此期发生玻璃体后脱离，增生性玻璃体视网膜病变的继发病变尚未形成；③ 2 周以后为组织重建期，此期成纤维细胞形成与机化，增生性玻璃体视网膜病变形成，易发生牵引性视网膜脱离。因此，玻璃体切除手术应尽可能在伤后 7～14 天进行，此时伤口基本愈合，已能承受二次手术，眼内炎症反应趋于平稳，同时玻璃体后脱离已基本形成，玻璃体视网膜无明显增生性改变，眼内组织增生刚开始，手术操作难度会降低，提高手术治疗效果。过早手术由于伤眼伤口尚未愈合，术中仍会漏水，使闭合式手术产生困难。延迟手术，将产生牵引性视网膜脱离，增生性玻璃体视网膜病变，视网膜机化，缩短和僵硬等并发症，使手术十分困难，甚至丧失手术机会。对于有明确视网膜、脉络膜脱离及视网膜破损者则应尽快手术，以免玻璃体视网膜发生严重增殖，影响手术效果。当然，由于一些具体原因，患者就诊较晚，延误了最佳手术治疗时间，应积极进行治疗。国内有关报道认为最迟不要超过 1 个月。

17. 严重眼外伤术后并发症较多

严重的眼外伤术后并发症较多，主要有：

（1）低眼压

这主要是视网膜缺损或视网膜切开后或外伤致睫状体损伤严重引起的。这是视网膜切除或缺损的常见症状，前部玻璃体视网膜增殖引起视网膜脱离是一个重要的原因。

（2）眼球萎缩

主要是术后长期低眼压引起。

（3）再次视网膜脱离

常见原因是视网膜裂孔未能封闭或术后发生增生牵拉引起。因此，封闭视网膜裂孔、解除增生膜牵拉因素、避免增殖是手术的关键。

（4）高眼压

主要是硅油填充过量、惰性气体膨胀以及手术刺激造成睫状突上皮细胞分泌房水增加所致。

（5）术后眼内出血

严重眼外伤早期葡萄膜组织往往处于高度充血状态，如早期施行玻璃体手术术中易出血，且不易彻底止血，易造成术后再次出血，但玻璃体手术后出现的玻璃体腔积血一般能较快自行吸收，大多不需特殊处理，如出血量较大，可使用止血药和促进出血吸收的药物。

（6）视网膜损伤或视网膜裂孔

严重眼外伤玻璃体切除时牵拉或直接损伤视网膜形成视网膜裂孔，术中剥离玻璃体视网膜粘连、取出视网膜异物、平复皱缩视网膜时损伤视网膜。

18. 严重眼球破裂伤无光感眼合并角膜血染的手术治疗

严重机械性眼外伤可导致眼球破裂、脉络膜上腔出血、角膜血染，不仅使视力丧失，同时，由于眼球萎缩，严重影响外观。由于玻璃体切割和角膜移植手术的日益成熟，为挽救此类严重机械性眼外伤眼提供了可能。

对于此类手术，准确判断外伤无光感眼手术后视功能恢复的可能性至关重要。外伤造成视力无光感的主要原因为视神经损伤、大量玻璃体积血、视网膜脉络膜出血及脱离等。机械性眼外伤无光感患者行视神经管 CT 检查除外视神经管骨折，因此，可以除外由于视神经损伤造成视力无光感的原因。视觉电生理检查结果对于判断手术预后至关重要，闪光视觉诱发电位应该均有反应，但潜伏期可延长，视网膜电图可以未见波出现。

此类患者因为外伤导致角膜血染，Ⅱ期手术时需要在临时人工角膜下完成玻璃体切割联合角膜移植手术。因此，Ⅱ期手术时间在一定程度上受到供体角膜的限制，但原则上仍掌握在伤后 2～3 周，此时视网膜和脉络膜出血机会减少，玻璃体后脱离形成，视网膜无明显僵硬。

　　在临时人工角膜下，玻璃体切除联合角膜移植手术治疗严重眼外伤无光感眼合并角膜血染，临时人工角膜下行玻璃体切除手术，排出脉络膜上腔积血，切除玻璃体积血，彻底切除僵硬缩短的视网膜，使视网膜脉络膜复位，恢复光感以上视力是有可能的，但手术前详细分析外伤眼无光感的病因至关重要。

参考文献

1. Pieramici DJ, Sternberg P, Aaberg TM, et al. A system for classifying mechanical injuries of the eye（globe）. The Ocular Trauma Classification Group. Am J Ophthalmol, 1997, 123（6）：820-831.

2. 王叶楠，马志中. 重新认识机械性外伤无光感眼. 国际眼科纵览，2006，30（6）：382-385.

3. 张海英，王丽杰. 外伤性玻璃体积血无光感眼玻切手术疗效分析. 中华眼外伤职业眼病杂志，2016，38（1）：36-38.

4. 王叶楠，沈丽君，王常观，等. 外伤性无光感眼玻璃体手术预后及其危险因素分析. 中华眼科杂志，2007，43（4）：340-345.

5. 颜华，许瀛海，姚宝群，等. 严重眼球破裂伤无光感眼合并角膜血染的手术治疗. 中华眼底病杂志，2004，20（4）：212-214.

6. 姜涛，杨珊珊，赵桂秋，等. 玻璃体视网膜手术治疗严重眼外伤无光感眼的效果. 中国实用眼科杂志，2007，25（7）：735-737.

7. Yan H, Cui J, Zhang J, et al. Penetrating keratoplasty combined with vitreoretinal surgery for severe ocular injury with blood-stained cornea and no light perception. Ophthalmologica，2006，220（3）：186-189.

外源性感染性眼内炎

19. 外源性感染性眼内炎诊断

外源性感染性眼内炎是眼外伤的严重并发症，因病原菌随致伤物直接进入眼内，使眼内组织在短时间内造成严重损害，如不及时采取有效措施，会引起视功能严重丧失，甚至眼球萎缩。

外源性感染性眼内炎病史、临床表现及检查：

（1）有眼球破裂伤、穿孔伤

（2）外源性感染性眼内炎症状

眼部疼痛渐进加重，视力迅速下降；眼睑红肿，结膜充血水肿；角膜水肿；前房混浊或前房积脓，瞳孔缩小，瞳孔区有渗出膜，虹膜肿胀呈土黄色，纹理消失；晶状体或人工晶状体表面有渗出物沉积，晶状体可有不同程度混浊；玻璃体混浊呈灰白颗粒状或碎片状，致密者形成玻璃体脓肿，进行性加重，在瞳孔区晕灰白或黄白色反光；眼底模糊不清甚至不能窥见眼底红光。

（3）常规 B 超检查

怀疑眼内异物行 X 线片或 CT 检查，以了解玻璃体情况、有无眼内异物存留及脉络膜视网膜是否脱离。

（4）实验室检查

取前房和玻璃体腔液行涂片和细菌培养，是确立眼内炎诊断的依据，并能指导抗感染的治疗。

由于血眼屏障的影响，全身及局部应用药物治疗外源性感染性眼内炎的效果较差。随着玻璃体切除术的发展与完善，化脓性眼内炎的治疗效果得到明显提高，可明显改善患者预后。

20. 细菌培养阴性并不能排除眼内炎

玻璃体腔脓液培养出病原菌是确诊眼内炎的重要依据，但因受取材前抗生素的使用、取材标本量有限、标本送检过程中温度和氧含量等不稳定变化，以及各实验室培养条件差异等影响，目前国内外报道玻璃体脓液培养阳性率为 27.8%～ 55.0%。

眼内容物细菌培养阳性率较低的可能原因为：①全身或局部已应用抗生素治疗，眼内容物细菌培养常会因眼内细菌生长受抑制而导致阴性结果；②细菌培养方法存在问题；③所致眼内炎的细菌浓度低于实验室细菌培养阳性所需细菌浓度的阈值；④进行细菌培养时间不是细菌培养阳性结果的高峰期。

因此，玻璃体腔脓液培养阴性并不能排除眼内炎，临床上常见玻璃体腔脓液培养阴性，但经玻璃体切除术后联合抗细菌治疗而治愈的情况，同样可以明确诊断为感染性眼内炎。

因此，强调感染性眼内炎的诊断应根据眼部外伤史，眼痛、眼胀、流泪症状、前房大量渗出甚至黄白色脓性液平、玻璃体浑浊甚至看不见眼底红光反射等体征，以及手术中见玻璃体腔大量脓液、脓苔等综合判断，而不应单独依靠阳性细菌培养结果。

21. 眼内炎分级标准

根据眼内炎患者玻璃体混浊程度及视网膜的受累程度，眼内炎分为四级：Ⅰ级，玻璃体混浊或积脓；Ⅱ级，玻璃体混浊或积脓，视网膜表面有灰白色"霜样"渗出物，笛针吹吸时呈"风卷雪花"景象；Ⅲ级，玻璃体混浊或积脓，视网膜表面有灰白色"霜样"渗出物，视网膜血管被灰白色渗出物掩盖，部分患者视网膜血管呈现节段性白鞘样改变；Ⅳ级，视网膜坏死溶解，视网膜色素上皮和脉络膜暴露。

22. 眼内炎越早治疗效果越好

玻璃体切除手术治疗时机的选择对外伤性眼内炎的预后十分关键。眼内炎进展较快、损害严重，及早诊断及时手术是多数学者的共识。对于轻度眼内炎，可以根据细菌培养及药敏实验结果，向玻璃体腔内注射抗生素，但要密切观察病情变化，一旦出现眼内炎加重征象，或对于严重眼内炎，特别是前房和玻璃体腔内大量积脓者，应及早行玻璃体切除手术。

一般来讲，结合病史、临床症状及体征，对于临床高度怀疑为眼内炎者，经玻璃体腔注射药物及全身抗生素应用 24 小时，病情无明显好转，玻璃体浑浊无改善或证实有致病菌时，应尽早行玻璃体切除手术治疗，术中取玻璃体腔液进行细菌、真菌培养及药物敏感试验，手术结束时可玻璃体腔内再次注入抗生素，术后应全身继续给予大剂量的广谱抗生素，同时可联合给予糖皮质激素，并及时根据术中取的玻璃体液药物敏感试验结果调整抗生素种类及用量。

玻璃体切除手术治疗眼内炎具有以下优势：①清除眼内脓灶、微生物的毒素及其赖以生存的玻璃体等，将眼内有害物降低到最低水平，减轻对视网膜的毒性损害，同时恢复玻璃体腔透明度，减轻和避免玻璃体机化导致的牵拉性视网膜脱离；②因视网膜毛细血管内皮细胞间的内屏障和色素上皮细胞间的外屏障均阻碍药物渗透入眼内，但在手术过程中灌注液中加入抗生素，或术中玻璃体腔内注药直接将抗生素注射到感染部位，在最短时间玻璃体腔内达到有效的抗菌浓度，有利于药物在玻璃体腔和视网膜表面的迅速扩散，能有效地阻止细菌等对眼内结构的破坏，控制病情发展；③直接采取玻璃体液标本进行实验室微生物检验，提高了实验室诊断的阳性率，有利于敏感药物在临床的应用，对临床治疗起到指导作用，更有利于术后炎症的有效控制；④对合并眼内异物者，可直视下取出异物，将异物取出过程中的损伤降到最低程度。

23. 硅油填充可以提高眼内炎患者视功能，避免眼球萎缩

在眼内炎患者中，细菌在玻璃体和晶状体良好"细菌培养基"作用下，在眼内迅速繁殖，由于细菌对视网膜神经上皮层、玻璃体及睫状体的毒性损伤作用，使视功能严重下降甚至眼球萎缩。以往治疗外伤性眼内炎，术中彻底切除炎症玻璃体后，经检查如果无视网膜脱离，则眼内无须填充物。但术后玻璃体腔炎症反应仍然严重，并且随访发现术后短期内有部分病例视网膜脱离甚至眼球萎缩。考虑可能原因为，虽然术中已彻底切除炎症玻璃体，并且进行大量灌洗，但残存的炎症细胞可继续对视网膜和睫状体造成损害，特别是容易造成术后潜在的锯齿缘断离，从而导致视网膜脱离。

因此，对于伴有或不伴有视网膜脱离的眼内炎，可以眼内填充硅油。研究发现，硅油填充后炎症得到进一步控制，这可能与眼内填充硅油后，硅油参与了介导自身免疫反应有关，避免了炎症细胞对视网膜和睫状体的进一步损害，从而提高视功能；体外实验研究发现硅油可抑制细菌、真菌的生长，对于眼内炎的控制具有协同作用。即使视功能提高不明显，但由于视网膜已复位而且眼内填充硅油可以避免眼球进一步萎缩。Dotrelova 报道玻璃体切除联合硅油填充术治疗无视网膜脱离的眼内炎，视力提高者达72.7%，不变者9.1%，下降者18.2%；视网膜复位率86.4%。Balil 采用同样手术方法治疗严重眼内炎，结果表明硅油填充组视

力明显好于非硅油填充组，并证实硅油对治疗严重眼内炎有一定价值。

由此可以说明，玻璃体切除联合硅油填充手术对治疗眼内炎有一定疗效，可以防止由于视网膜和睫状体受到严重损害导致的视功能丧失和眼球萎缩。

24. 感染性眼内炎的预后与眼内炎的严重程度密切相关

感染性眼内炎的预后与眼内炎的严重程度密切相关，而眼内炎的严重程度主要与病原微生物的毒力及持续时间相关。对于感染性眼内炎患者，及早治疗可挽救其有用视力；若发病 24 小时内未得到有效治疗，则预后较差。Ⅰ～Ⅱ级眼内炎患者有效及显效率明显高于Ⅲ～Ⅳ级眼内炎患者。考虑其主要原因为Ⅲ～Ⅳ级眼内炎患者由于病原微生物毒力较强和（或）眼内炎持续时间较长，视网膜发生严重损伤，甚至溶解坏死，因而导致视功能恢复较差。因此，对于感染性眼内炎患者应尽早诊断，及时行玻璃体切割手术治疗。

参考文献

1. 游昌涛，岳立晖. 玻璃体切除术治疗外伤性眼内炎. 中华眼外伤职业眼病杂志，2012，34（9）：651-654.

2. Yang CS, Lu CK, Lee FL, et al.Treatment and outcome of traumatic

endophthalmitis in open globe injury with retained intraocutar foreign body. Ophthalmologica，2010，224（2）：79-85.

3. 韩金栋，颜华. 玻璃体切割手术治疗外源性感染性眼内炎的疗效观察. 中华眼底病杂志，2012，26（5）：469-470.

4. 李健，樊伟英，牟莉，等. 感染性眼内炎的手术治疗. 中华眼外伤职业眼病杂志，2012，34（9）：700-702.

5. 颜华，王鑫. 金黄色葡萄球菌眼内炎模型的建立及实验室诊断. 眼外伤职业眼病杂志，2003，25（11）：728-731.

6. 颜华，陈松，于金国，等. 外伤性眼内炎手术治疗. 眼外伤职业眼病杂志，2004，26（9）：577-578.

7. Szijarto Z，Gaal V，Kovacs B，et al. Prognosis of penetrating eye injuries with posterior segment intraoeular foreign body.Graefes Arch Clin Exp Ophthalmol，2008，246（1）：161-165.

8. 叶存喜，马景学，张斌，等. 眼内炎的分级标准和临床意义. 中国实用眼科杂志，2005，23（4）：401-402.

9. Siqueira RC，Gil AD，Canamary F，et al.Pars plana vitrectomy and silicone oil tamponade for acute endophthalmitis treatment.Arq Bras Oftalmol，2009，72（1）：28-32.

10. 颜华，崔靖，陈松，等. 玻璃体切除硅油填充治疗无网脱外伤性眼内炎. 眼外伤职业眼病杂志，2005，27（12）：890-892.

11. Yan H，Li J. Experimental study on antiviral activity of silicone oil in vitro. Graefes Arch Clin Exp Ophthalmol，2008，246（9）：1285-1289.

12. Yan H，Li J. An experimental study on antimicrobial activity of silicone oil in vitro. Ophthalmologica，2008，222（4）：245-248.

13. Dotrelová D，Dvorák J，Kalvodová B，et al. [Pars plana vitrectomy and primary implantation of silicone oil in the treatment of acute exogenous endophthalmitis in eyes without retinal detachment]. Cesk Slov Oftalmol，2003，59（3）：146-152.

14. Bali E，Huyghe P，Caspers L，et al. Vitrectomy and silicone oil in the treatment of acute endophthalmitis. Preliminary results. Bull Soc Belge Ophtalmol，2003，（288）：9-14.

眼内睫毛异物导致的迟发性外伤性眼内炎的诊断及治疗

25. 迟发性外伤性眼内炎定义

外伤性眼内炎常发生于伤后 36 ～ 48 小时。对于某些眼外伤，由于外伤程度不严重，因此伤后早期眼部炎症反应不明显，但在伤后 1 周左右，眼部炎症反应突然加重，形成外伤性眼内炎，称之为迟发性外伤性眼内炎。作者曾诊治过 7 例（7 眼）眼球穿孔伤后眼内睫毛异物所致合并眼内炎。因此，临床上对于放射线检查阴性的眼球穿孔伤，特别是在合并眼内炎时，应高度怀疑眼内睫毛异物存留。

26. 睫毛异物所致眼内炎的发生及严重程度

当晶状体或玻璃体存在睫毛异物时，外伤早期炎症反应并不严重，甚至表现正常。但在伤后 1 周左右，眼内炎突然发生，并伴有前房和（或）玻璃体积脓。原因可能为引起感染的眼睫毛（其大多有带细菌的毛囊）。在外伤早期，眼睫毛进入晶状体或玻璃体，由于眼睫毛自身带有的细菌量较少，尚不足以引起急性眼内炎，表现为眼部炎症，反应轻微甚至正常。但随时间推移，眼睫毛所携带的微量细菌在玻璃体或晶状体的良好细菌培养作用下，在眼内迅速繁殖，突然引起眼内炎。

前房内睫毛异物能否引起眼内炎也不尽相同。Islam 报道，晶状体超声乳化术后 3 个月发现眼睫毛滞留在眼前房，无任何症状，观察 4 年，未导致眼内炎或轻度慢性葡萄膜炎，考虑可能原因为进入前房的眼睫毛经过手术前常规消毒，术后常规抗感染治疗，大大降低引起眼内炎的概率。Galloway 报道，白内障术后 3 天发生眼内炎，行抗感染治疗后发现前房有睫毛异物将其取出。考虑可能原因为术前常规眼部消毒不彻底或睫毛根部携带微量细菌进入窍房，在房水作用下，引起眼内炎。

27. 迟发性外伤眼内炎早期诊断困难

眼科常规检查均不易发现眼内睫毛异物，如裂隙灯显微镜、检眼镜、眼 B 超或眼眶 CT 检查等。可能原因为：

（1）由于晶状体浑浊，将晶状体内或玻璃体内异物遮盖，无法直视下发现。

（2）虽然晶状体透明，但由于睫毛异物位于周边部玻璃体，由于周边部玻璃体浑浊，因此不容易被发现。

（3）眼内睫毛在放射线下是可透射性的，CT 检查不能发现睫毛异物。

（4）睫毛异物细小，B 超检查不易发现。

因此，临床上对于放射线检查阴性的眼球穿孔伤，应高度警惕眼内睫毛异物的留存，特别是伴有眼内炎的病例。

28. 玻璃体切除及眼内异物摘出术联合硅油填充治疗迟发性眼内炎

在眼球穿孔伤或破裂伤急诊手术后 1 周左右，一旦出现前房内或玻璃体积脓，立即行玻璃体切除手术。

局部麻醉后，撑开眼睑，置入灌注管。如果晶状体透明，前房无明显积脓，则保留晶状体。否则经巩膜隧道切口行晶状体超声乳化吸出手术。行标准三切口玻璃体切除手术，切除炎症玻璃体，寻找眼内异物并将其取出。用笛针吸除视网膜表面脓灶。无论有无视网膜脱离，手术结束时，眼内均填充硅油，对于行晶状体切除术的患者，于 6 点位置做周边虹膜切除。缝合巩膜切口。术后常规抗感染治疗，于术后 1 天、3 天、5 天、7 天行眼科常规检查。

由眼内睫毛异物所致迟发性眼内炎应引起临床医生的高度重视，早期诊断非常重要。玻璃体切除联合硅油填充手术对治疗迟发性外伤性眼内炎有一定疗效，可以防止由于视网膜或睫状体受到严重损害导致的视功能丧失或眼球萎缩。

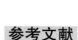
参考文献

1. 叶存喜，马景学，张斌，等. 眼内炎的分级标准和临床意义. 中国实用眼科杂志，2005，23（4）：401-402.

2. 颜华，崔靖，张静楷，等. 眼内睫毛异物迟发性外伤性眼内炎的诊断及治疗. 眼外伤职业眼病杂志，2007，29（2）：89-92.

3. Islam N，Dabbagh A.Inert intraoeular eyelash foreign body following phacoemulsification cataract surgery.Acta Ophthalmol Scand，2006，84（3）：432-434.

4. Galloway GD，Ang GS，Shenoy R，et al.Retained anterior chamber cilium causing endophthalmitis after phacoemulsification.J Cataract Refract Surg，2004，30（2）：521-522.

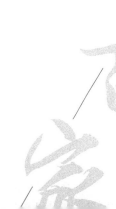

交感性眼炎

29. 交感性眼炎概述

交感性眼炎（sympathetic ophthalmia，SO）在临床上并不常见，是指发生于一眼穿孔伤或内眼手术后的双眼非坏死性、肉芽肿性葡萄膜炎。

交感性眼炎临床不常见，但后果严重，如病情严重未及时进行有效治疗可导致双眼失明。眼外伤后发生 SO 的发病率为 0.2%～0.5%，内眼手术后为 0.01%。受伤眼或内眼手术眼被称为激发眼，另一眼则被称为交感眼。双眼具有相似的与免疫相关的病理表现。SO 的发病没有预测性，与性别、种族、年龄均无明显相关性。严重 SO 或慢性复发性 SO 临床表现包括视神经水肿、渗出性视网膜脱离、眼前节肉芽肿性炎症反应、羊脂状角膜后沉着物。

30. 交感性眼炎的临床表现或轻或重

交感性眼炎的诊断主要依赖于病史及典型临床症状与体征，对于单眼外伤后对侧眼发生的任何炎症反应均应怀疑存在 SO 的可能性。

交感性眼炎的表现或轻或重，发病可开始于眼前节或眼后节。患眼于外伤或手术后持续出现或轻或重的刺激症状（眼痛、畏光、流泪等），90%以上患者主诉有视物模糊和视力下降，当出现自觉症状加重、视力持续下降时，则是一种危险征兆，应密切观察病情。随着激发眼炎症加重，交感眼出现轻度的炎症，如轻度眼痛、畏光、流泪等刺激症状，90%以上的病例出现视物模糊、视力下降。病变位于眼前节者，因早期出现的睫状体炎影响眼的调节功能而出现暂时性近视。病变位于眼后节者后极部脉络膜增厚，视网膜水肿前移，可出现暂时性远视，还可出现闪光感、眼前黑影、视物变形变小等症状。SO 患者全身症状少见，可出现白发、脱发、白癜风、听力减退、脑膜刺激症状等。

31. 交感性眼炎以全葡萄膜炎多见

交感性眼炎发病隐匿，以全葡萄膜炎多见，也可发生前葡萄膜炎、后葡萄膜炎或中间葡萄膜炎。

眼前节表现为双眼急性肉芽肿性前葡萄膜炎，表现为睫状充血或混合充血，羊脂状角膜后沉着物，房水混浊，Tyndall 现象阳性，但前房炎症相对较轻，虹膜水肿增厚，色暗，纹理不清，虹膜表面和瞳孔缘出现灰白色结节，虹膜后粘连、虹膜新生血管甚至瞳孔阻滞，瞳孔对光反射迟钝或消失，晶状体前表面沉着物，白内障，也可出现中度或重度玻璃体炎。

眼底改变为典型的 Dalen-Fuchs 结节，为周边多发奶酪状病灶，位于视网膜下，早期视网膜被推起，继而萎缩，也可发生视盘水肿、视神经萎缩、视网膜血管炎及视网膜脱离等。

32. 皮质类固醇激素是治疗交感性眼炎的主要药物

眼前节受累时，可局部滴用皮质类固醇激素滴眼液、睫状肌麻痹剂。

眼后节受累或全葡萄膜炎时，需口服皮质类固醇激素或其他免疫抑制剂。皮质类固醇应较高剂量口服 3 个月，如炎症得到控制，则逐渐减量，持续时间 3 ～ 6 个月。如果有些患者对皮质类固醇激素不敏感，可应用其他免疫调节药物，如环孢霉素和甲氨蝶呤。

33. 正确处理眼球穿孔伤口对于交感性眼炎的预防至关重要

眼球穿孔伤后应及时修复伤口，避免葡萄膜嵌顿伤口和感染，这对于交感性眼炎的预防至关重要，即使对于视力恢复无望的眼球，一般也要尽可能保留眼球。

34. 是否应该积极行眼球摘除术对于预防交感性眼炎存在争论

有学者认为，如果 SO 已经发展，无论外伤后时间长短，摘除激发眼仍可能有益于对侧眼 SO 的预防；有些学者行早期眼球摘除手术，结果显示其不能有效阻止 SO 的发病。因此，对于激发眼的处理，眼球摘除手术应格外慎重，以下条件可考虑行眼球摘除手术：受伤眼损伤严重而炎症强烈、视力不能恢复、合并继发性青光眼治疗无效，或药物治疗无效，慢性炎症反复发作，伤眼已无视力等。

参考文献

1. 由彩云，颜华. 交感性眼炎的免疫发病机制与治疗研究进展. 中华眼视光学与视觉科学杂志，2014，16（7）：446-448.

2. Chu XK，Chan CC.Sympathetic ophthalmia：to the twenty-first century and beyond.J Ophthalmic lnflanun Infect，2013，3（1）：49.

3. Arevalo JF，Garcia RA，AI-Dhibi HA，et al. Update on sympathetic ophthalmia.Middle East Mr J Ophthalmol，2012，19（1）：13-21.

4. Wang Y，Chan CC.Gender differences in vogt-Koyanagi-Harada disease and sympathetic ophthalmia. J Ophthalmol，2014，2014：157803.

5. Yousuf SJ，Jones Ls，Kidwell ED Jr.Enucleation and evisceration：20 years of experience. Orbit，2012，31（4）：211-215.

6. Kaneko Y，Rao NA. Mitochondrial oxidative stress initiates visual loss in sympathetic ophthalmia. Jpn J Ophthalmol，2012，56（3）：191-197.

眼内异物伤

35. 眼内异物伤是一种特殊类型的眼外伤

眼内异物是指致伤物穿破眼球壁存留于眼内的损害。眼内异物伤是一种特殊类型的眼外伤，在日常生活中较为常见，约占眼球穿孔伤的 24.7%，但较一般眼球穿孔伤有更大的危害性。除了在外伤时所引起的机械性损伤外，由于异物的存留增加了对眼球的危害，伴有多种并发症，如角巩膜穿孔、外伤性白内障、眼内炎、视网膜脱离、玻璃体积血，同时异物在眼内存留造成持续损害，对眼球正常解剖结构和视功能影响极大，其损伤机制复杂，是常见的致盲原因之一。

根据眼内异物的性质可分为磁性异物和非磁性异物两大类。

36. 眼内异物伤损伤机制复杂

眼内异物伤损伤机制较为复杂，包括眼内异物的机械性损伤、异物对眼内组织的化学性损伤、眼内异物伤后的继发性损伤、交感性眼内炎以及外伤性眼内炎等。

（1）眼内异物的机械性损伤

异物在进入眼内时的冲击力可以直接导致视神经的挫伤、断裂或血管的破裂积血压迫视神经引起原发性视神经损伤，继而组织水肿，压迫局部血管导致血液循环障碍，引起视神经水肿，视功能下降，引起继发性视神经损伤。

异物造成所经过组织的直接损伤，如角膜穿孔伤、巩膜穿孔伤、晶状体浑浊、虹膜穿孔伤、睫状体损伤、脉络膜创伤、视网膜裂孔等。异物还可造成眼内血管的破裂，引起前房积血、玻璃体积血等。

（2）异物对眼内组织的化学性损伤

金属异物的存留会引起金属离子在眼内的沉积，对眼内各组织造成不同类型的毒性损伤，常见的有铁质沉着症、铜质沉着症等。

铁质沉着症为铁离子在眼内组织沉着引起眼组织损伤，引起视功能不可逆性损害，临床表现为角膜基质铁锈色沉着、虹膜异色、瞳孔散大、玻璃体铁锈色沉着、视野缺损、继发性青光眼等。

铜质沉着症为铜离子对眼内组织的毒性损害，临床表现为角膜 K-F 环、虹膜黄绿色、房水浑浊（可见绿色颗粒）、晶状体皮质和后囊表面有黄色细小点状沉着物、"向日葵样白内障"、玻璃体浑浊（棕红色）并有条索形成、视网膜血管和黄斑区有金属斑等。

（3）眼内异物伤后的继发性损伤

异物伤的同时引起伤口处视网膜嵌顿、眼内组织过度修复、纤维组织增生、玻璃体机化牵拉引起视网膜脱离，以及异物引起眼球破裂，房水、玻璃体脱出，睫状体、脉络膜创伤导致房水分泌与排出失衡，引起低眼压，继而引起角膜水肿、脉络膜脱离、脉络膜上腔出血、眼球萎缩等。

（4）交感性眼炎（见 038 ～ 041 页）

（5）外源性感染性眼内炎（见 026 ～ 031 页）

37. 影像学技术在眼内异物诊断中的应用

眼内异物的早期诊断至关重要，影像学检查在早期诊断中占有举足轻重的地位。

（1）X 线片

大多数眼内异物是高密度异物，能够在 X 线片上显影而被检出，在角膜缘放置标记物后，可进行定位测量。但由于 X 线片是颅面骨和软组织重叠后的影像，所以较 CT 和 MRI 等层面像分辨率差，对透过 X 线片异物不能显示，X 线片检查阴性并不能排除眼内异物的存在。

（2）CT

CT 扫描能清晰显示眼眶内解剖结构及异物影，因此能准确显示出异物的位置深度、大小及数量。

眼内异物 CT 检查，可表现为高密度影、低密度影及伪影等。高密度影多为钢铁、铜、铅及合金等，由于其对 X 线的衰减作用强，在 CT 图像上呈现为高密度影。低密度影多为木质或塑料异物，CT 图像类似空气泡的低密度影或不显影，如需进一步检查证实异物的存在，可行 B 超或 MRI 检查。伪影是诊断眼内金属异物的重要依据，当高密度影伴有明显的放射状伪影，使眼环或周围结构成像模糊多为 CT 值 2000Hu 以上的金属异物，高密度影伴有一定的放射伪影，周围组织成像尚好，多为 CT 值 1000Hu 以上的合金类异物，高密度影无放射伪影，边界清楚，常见为玻璃、石屑等。

（3）B 超

B 超探查显示声学界面，对金属和非金属异物均可发现，对眼内异物引起的并发症，如眼内积血、视网膜脱离、机化物等能很好地显示。眼内异物的超声像图特征包括：强回声光点或光斑、彗星征、声影、眼球壁隆起假象等。

密度较高的异物，如金属、沙石、玻璃等声阻抗与眼内组织差异大，超声在界面上形成强反射，表现为强回声光点或光斑，此时降低 B 超灵敏度至机化物、玻璃体积血和眼球壁回声消失，异物回声光点或光斑仍可存在。

彗星征是超声在异物前后表面多次反射的伪影。当超声垂直入射到形态规则、前后边界整齐的较大的眼前段或玻璃体内异物时，在异物后出现一连串形态相似、距离相等、强度逐渐减弱直至消失的回声。

声影多见于高密度金属异物。其是由于异物对超声的反射和吸收，使其穿过异物后大为减弱，在异物之后形成一条暗区称声影。

眼球壁隆起假象仅出现在眼内较大的金属异物。超声在高密度物体中传播速度较快，通过异物的声束较早到达眼球壁，在声像图上表现为此处眼球壁向前隆起。

（4）UBM

UBM 可用于眼前段异物的定位诊断，能够准确显示存在于角膜内、巩膜内、前房、前房角、后房、晶状体内、睫状体附近和前部视网膜的异物，以及异物与周围组织的关系和距离，以及根据探头位置确定异物所在方位。

（5）MRI

MRI 是眼部非磁性异物诊断和定位的有效方法，尤其是适用于 MRI 不能显示的木质和塑料异物等。对于眼内磁性异物者，应禁止 MRI 检查，因为眼内磁性异物在磁场中有发生移动导致眼内组织损伤的潜在危险，但对于 X 线片和 B 超不能显示的细小异物的检查是安全的。

38. 适时摘出眼内异物是降低视力损害的重要措施

眼内异物摘出手术后视力的恢复状况与眼球损伤的严重程

度、损伤部位、视网膜状况及异物在眼内存留的时间和位置密切相关。若不及时摘出异物，则可能引起眼内炎、眼金属沉着症、增生性玻璃体视网膜病变、视网膜脱离以至眼球萎缩等严重并发症。因此，对于眼内异物，除非体积很小且化学性质很稳定可不做处理，否则应及早取出，特别是对于引起眼内炎症反应的异物，更需积极处理。但在某些情况下，如眼内出血多、眼压低且无明显炎症反应的情况下，可待病情好转后再行手术取出。

总之，适时手术摘出异物是降低视力损害的一个非常重要的措施。

39. 前房、前房角、虹膜异物取出

前房、前房角、虹膜异物取出的手术方法：术前缩小瞳孔，防止术中异物进入后房/玻璃体，或损伤晶状体。在取出异物前，还纳回位全部有活力的葡萄膜组织，关闭伤口以维持前房稳定。使用黏弹剂维持前房深度，防止在取出异物过程中损伤角膜内皮。在接近异物的周边角膜或角巩膜缘做切口，使用异物镊自切口直接将异物取出，如为磁性异物，可使用眼内或眼外磁铁吸出。对切口较大或自闭性欠佳者使用 10-0 尼龙缝线缝合。局部及全身应用抗生素控制炎症，预防感染。

40. 晶状体异物取出

晶状体异物取出的手术方法：

如果异物仅位于晶状体表面，晶状体囊膜无破损，无明显外伤性白内障形成，可使用眼内异物镊取出，磁性异物也可使用电磁铁取出，方法如前房异物。

如果异物位于晶状体内，晶状体已明显混浊或完全混浊，可采用白内障囊外摘除术，同时取出异物，亦可行晶状体超声乳化术摘除白内障。

如果异物伤已造成晶状体后囊破裂伴玻璃体脱出，可采用玻璃体切除术切除晶状体、前部玻璃体，并取出异物。

如果异物化学性质为惰性，异物小于1mm，混浊范围局限，视力良好者，也可暂不行手术治疗，异物保留在晶状体内，定期观察。

如果晶状体后囊膜完整，异物伤后眼内炎症反应较轻者可考虑同时行后房型人工晶状体植入。否则，可待病情稳定后行Ⅱ期人工晶状体植入手术或接触镜治疗。术后局部及全身应用抗生素、皮质激素治疗。

41. 眼后节异物取出手术方式分为内路手术与外路手术两种术式

眼后节异物取出手术方式分为内路与外路两种术式，内路手术即清创缝合后Ⅱ期行玻璃体切除术，外路手术即Ⅰ期行清创缝合联合电磁铁异物取出术。近年来，随着玻璃体切除手术的发展，内路手术已成为目前普遍采用的眼内异物取出的手术方法。

（1）外路手术只适用于磁性异物

外路法手术的适应证为磁性异物，异物位于玻璃体中部，且定位准确，直径＜5mm 以及异物无机化物包裹。

手术方法：选择离异物最近的钟点位做以角膜缘为基底的 T 形结膜瓣，在相应部位的睫状体平坦部，磁性实验阳性后，在阳性最强部位，水平全层切开眼球壁，预置缝线，用电磁铁将异物吸出，如玻璃体脱出较多者，将脱出部分剪除后，恢复眼内压，缝合切口。若一次未取出异物者，则单行清创缝合，术后 1 ～ 3 天改行内路手术。

（2）内路法手术的适应证广泛

内路手术的适应证：①非磁性异物；②伴有晶状体玻璃体浑浊、积血的眼内异物；③大而边缘锐利的异物；④后极部异物；⑤视网膜表面或嵌顿于视网膜之中的异物；⑥眼内异物合并增生性玻璃体视网膜病变（PVR）者。

手术方法：清创缝合 1 ～ 3 天后，行标准三通道切口玻璃体切除术。如合并外伤性白内障，先行超声乳化术，然后切除前部及周边部玻璃体、异物周围玻璃体、渗出机化膜，去除粘连，充分游离异物后，根据异物大小适当扩大巩膜穿刺口，将异物取出，切除残余玻璃体。对于嵌入视网膜的异物，取出异物后进一步清除异物所在处的金属锈斑及渗出机化膜，行视网膜光凝封闭裂孔。检查周边部视网膜决定是否行巩膜外冷冻。根据有无视网膜脱离及裂孔等受损程度，选择玻璃体腔内填充 C_3F_8 或硅油。

（3）2周内是玻璃体切除术摘出眼内异物的手术时机

2周内摘出眼内异物的手术时机选择，与外伤后行玻璃体切除术的时间选择基本一致。

眼外伤后的修复经过三个阶段，即炎症反应期、细胞增生期和组织重建期。外伤后 1～7 天是炎症反应期，此时手术易出血及伤口漏水，角膜水肿导致视野不清，且未发生玻璃体后脱离，手术难度增大，容易产生医源性视网膜裂孔；外伤后 7～14 天是细胞增生期，此期伤口趋于愈合，炎症和水肿基本消退，是玻璃体切除手术的最佳时机；外伤 2 周以后是组织重建期，有明显的视网膜前膜、睫状膜形成，PVR 形成甚至导致牵引性视网膜脱离的发生，组织机化僵硬，手术难度增加。

研究表明，外伤 2 周以后行玻璃体手术为伤眼预后不良的危险因素，因此，针对早期未能及时摘出的异物，若无明确感染迹象，伤后 1～2 周内摘出是比较好的时机。

42. 异物大小及异物穿入眼球的部位是影响视力预后的主要因素

体积较小的异物，尤其是片状异物，以快速的速度进入眼球时对周围组织损伤小，如未伤及黄斑，大多可以获得良好的预后视力。体积较大的异物，进入眼内时常伴有眼钝挫伤的成分，易造成眼部多组织的损伤，如睫状体脉络膜脱离、视网膜脱离、视网膜震荡及视神经损伤等，严重影响术后视力。

异物穿入眼内的部位也是影响视力预后的因素，睫状体前的异物穿孔伤口，往往只单纯合并外伤性白内障，通过手术摘出白内障并植入人工晶状体后，大多能获得满意的视力预后，睫状体部位及其后的伤口造成的组织损伤大，容易发生视网膜脱离等并发症，对黄斑造成影响，导致视力预后差。

43. 眼内炎是眼内异物的严重并发症

眼内异物是一种特殊的眼外伤，眼内异物伤后眼内炎的发生率为 3.6%～ 16.5%。王爽等报道，眼内异物伤眼内炎的发生率为 14.75%，这是因为玻璃体是细菌良好的培养基，异物本身所带的病原体或者通过伤口直接进入眼内的病原体在眼内繁殖所致，有时，在临床上也能遇到眼内睫毛异物引起的迟发性眼内炎。有研究指出，眼外伤有眼内异物存在时，其眼内炎发生率是无眼内异物的两倍。

有关眼内炎发生与眼内异物取出的时间的关系尚存在争议，如有研究认为，外伤后眼内异物的摘出时间与眼内炎的发生有关，外伤后 24 小时内比外伤 24 小时后摘出异物的眼内炎发生率低，也有研究认为外伤 24 小时后摘出眼内异物不增加眼内炎的发病风险。

44. 视网膜脱离是眼内异物伤的严重并发症

无论是磁性异物还是非磁性异物进入眼内，常常引起渗出和纤维化，这种渗出和纤维性反应加速了玻璃体液化，纤维素性渗出物包绕异物并发生增生形成机化条索并与周围视网膜组织相连，视网膜的出血和机化加速了玻璃体视网膜增生的发展，机化条索的收缩牵引而形成的视网膜脱离。此外，异物进入眼内时可直接造成视网膜裂孔并引起视网膜脱离。

有关眼内异物取出术后视网膜脱离的原因有以下几个方面：①术中残留玻璃体形成增殖条索对视网膜牵拉，是导致术后发生视网膜脱离的主要因素。②对于术前已有孔源性视网膜脱离或异物嵌于视网膜并形成的裂孔，术中裂孔封闭不确切。③术中小裂孔未被发现或手术操作不当引起视网膜细小裂孔。④对于较大的眼内异物或摘出过程中较困难的眼内异物，在取出过程中容易划伤周边部视网膜造成医源性裂孔及视网膜脱离。

参考文献

1. Zhang Y, Zhang M, Jiang C, et al. Intraocular foreign bodies in china: clinical characteristics, prognostic factors, and visual outcomes in 1, 421 eyes. Am J Ophthalmol, 2011, 152 (1): 66-73.

2. 张惟，于金国，颜华. 10 年眼内异物漏诊并发葡萄膜炎一例. 中华眼底病杂志，2014，30 (4): 417.

3. 袁志刚，韩金栋，颜华. 内路与外路手术治疗眼内磁性异物的疗效分析. 中国实用眼科杂志，2011，29 (12): 1290-1292.

4. 由彩云，于金国，毛春洁. 眼内铁质异物漏诊致眼铁质沉着症特点及治疗.

中华眼外伤职业眼病杂志，2016，38（2）：114-118.

5. 梁四妥，杨艳，张歆，等．眼内铜异物存留 25 年手术摘出一例．中华眼外伤职业眼病杂志，2012，34（2）：150-151.

6. 王爽，刘杨，刘楠，等．眼内异物摘出时间对眼内炎发生的影响．中华眼外伤职业眼病杂志，2016，38（9）：651-654.

7. 颜华，许瀛海，周朝晖．眼内异物摘出术后视网膜脱离．眼外伤职业眼病杂志，2000，22（4）：396-397.

8. 张文文，赵春淮，孙林．眼球内异物伤损伤机制及预后影响因素研究新进展．临床眼科杂志，2015，23（3）：280-283.

9. 马志中．我国机械性眼外伤防治的研究现状与进展．中华眼科杂志，2005，41（8）：736-738.

10. 陈倩，徐格致，陈家荣，等．兔眼巩膜内铜异物的病理学观察．眼科研究，2003，21（6）：597-600.

11. 李晓艳，韩泽利．影像学技术在眼内异物诊断中的应用．西南国防医药，2005，15（3）：343-345.

12. 张永红，张洪远，张永存．眼内异物的超声诊断．眼外伤职业病杂志，2003，25（5）：335-336.

13. Loporchio D，Mukkamala L，Gorukanti K，et al. Intraocular foreign bodies：A review. Surv Ophthalmol，2016，61（5）：582-596.

14. Lezrek O，Laghmari M，Handor H，et al. Images in emergency medicine. Young man with pain in right eye. Traumatic intraocular foreign body. Ann Emerg Med，2015，65（6）：636-648.

中国医学临床百家

15. Chen J, Shen T, Wu Y, et al. Clinical characteristics and surgical treatment of intraorbital foreign bodies in a Tertiary Eye Center. J Craniofac Surg, 2015, 26 (6): e486- e489.

16. Öztaş Z, Nalçacı S, Afrashi F, et al. Posterior segment intraocular foreign bodies: the effect of weight and size, early versus late vitrectomy and outcomes. Ulus Travma Acil Cerrahi Derg, 2015, 21 (6): 496-502.

17. Wang K, Liu J, Chen M. Role of B-scan ultrasonography in the localization of intraocular foreign bodies in the anterior segment: a report of three cases. BMC Ophthalmol, 2015, (15): 102.

18. Yuksel K, Celik U, Alagoz C, et al. 23 gauge pars plana vitrectomy for the removal of retained intraocular foreign bodies. BMC Ophthalmol, 2015, 15 (7): 75.

19. Pokhraj PS, Jigar JP, Mehta C, et al. Intraocular metallic foreign body: role of computed tomography. J Clin Diagn Res, 2014, 8 (12): RD01- RD03.

20. Cao X, Tong J, Wang Y, et al. Long-term ultrasound biomicroscopy observation of position changes of a copolymer posterior chamber phakic intraocular lens. J Cataract Refract Surg, 2014, 40 (9): 1454-1461.

21. Modjtahedi BS, Rong A, Bobinski M, et al. Imaging characteristics of intraocular foreign bodies: a comparative study of plain film X-ray, computed tomography, ultrasound, and magnetic resonance imaging. Retina, 2015, 35 (1): 95-104.

22. Nie S, Wang Z, Liu W, et al. Clinical application of X-ray, B-scan, and CT in the diagnosis of ocular foreign bodies. Eye Sci, 2013, 28 (1): 11-14.

开放性眼外伤玻璃体切除术后 II 期人工晶状体植入

45. 眼外伤患者不建议 I 期行人工晶状体植入术

对于开放性眼外伤后无晶状体眼或玻璃体切除同时行外伤性白内障摘除患者，一般不选择 I 期人工晶状体植入术。因为对于眼外伤患者，在玻璃体切除手术时可能伴有明显的眼内炎症、合并视网膜损伤或脱离，此时难以准确预测病情的发展和最终视力预后，如果同期植入 IOL，可能对视力提高无益和造成浪费，又增加再次手术的困难。如果术后矫正视力明显提高，为提高裸眼视力，可行 II 期人工晶状体植入。

46. 人工晶状体植入时机宜选择玻璃体切除术后 3 个月左右

玻璃体切除手术后无晶状体眼，如果矫正视力为 0.1 以上，可通过植入 IOL 提高裸眼视力。

目前关于眼外伤玻璃体切除手术后 IOL 植入时机，国内外无统一标准。本人认为 IOL 植入时机宜一般选择玻璃体切除手术后 3 个月左右。此时，Ⅰ期术后葡萄膜炎症反应静止、视网膜激光斑、视网膜复位稳定；眼外伤后角膜伤口缝线已拆除，眼球屈光状态稳定，IOL 屈光度测量更加准确；术后眼部并发症控制稳定，IOL 植入术后反应轻。

术前应充分了解眼前节及视网膜损伤情况，尤其是硅油取出术前，应查三面镜，及时发现并处理周边视网膜有变性、增殖、干孔等危险因素，补充激光治疗。根据患者不同的病情选择不同的手术时机：①眼内填充惰性气体的患者，可于气体吸收后，观察 1 ～ 3 个月，眼内病变稳定后再次行人工晶状体植入术。②眼内填充硅油患者，视网膜复位良好者，可行硅油取出，同时行人工晶状体植入；因眼内病变不稳定，可观察 1 ～ 3 个月待稳定后再次行人工晶状体植入。③对于儿童患者，同等情况下应可尽早植入人工晶状体。

47. 人工晶状体植入术式的选择对于预后至关重要

玻璃体切除术后无晶状体眼采取哪种植入方法以及植入何种人工晶状体对于患者视功能恢复至关重要。

本人建议根据患者不同的眼部结构选择不同的人工晶状体植入方式：①后囊完整，虹膜、瞳孔正常者或虹膜、瞳孔异常，但瞳孔直径小于 5mm 者，直接植入后房型人工晶状体；②后囊完整，虹膜基本正常，而瞳孔直径大于 6mm 者，可直接植入后房型人工晶状体，然后缝合虹膜，缩小瞳孔；③后囊不完整，但前房深浅、角膜内皮细胞、眼压和房角结构正常，且瞳孔直径小于 6mm 者，植入前房型人工晶状体或睫状沟固定后房型人工晶状体；④后囊不完整，角膜内皮细胞、房角结构异常，且瞳孔直径小于 6mm 者，可行悬吊式人工晶状体睫状沟固定术；⑤后囊不完整，前房深浅、角膜内皮细胞和房角结构异常，虹膜大范围根部离断，可行虹膜复位缝合联合悬吊式人工晶状体睫状沟固定术，术中先植入人工晶状体后再行虹膜复位缝合；⑥后囊不完整，虹膜、瞳孔异常，瞳孔直径大于 8mm，或虹膜缺损者，行带虹膜隔后房型人工晶状体植入术。

48. 后房型人工晶状体植入是最佳方式

总体来讲，按照人工晶状体植入眼内位置的不同，可分为前房型人工晶状体植入与后房型人工晶状体植入。

前房型人工晶状体植入术的优点是操作简单，术中人工晶状体固定不依赖晶状体囊膜完整性，但由于前房型人工晶状体植入位置不符合人体生理位置，且容易引起较多的并发症，如前房积血、房角损伤、虹膜损伤、晶状体虹膜后粘连、瞳孔阻滞性青光眼、角膜内皮损伤，以及由于其距眼球节点较远而可能存在一定的物像差等。虽然目前前房型人工晶状体的设计有所改进，但并发症的发生率仍大于后房型人工晶状体植入术。

即使由于各种原因导致后囊破损过大甚至缺失时，人工晶状体无法植入囊袋内时，还是建议尽量选择其他的后房型人工晶状体植入方式，如巩膜固定方式、睫状沟植入等，其植入位置较为合乎晶状体的生理位置，光学效果好，对眼内组织如虹膜、前房角结构及角膜内皮损伤小，术后并发症少。

综合各方面因素，从临床应用效果来看，后房型人工晶状体植入是目前临床上最佳的人工晶状体植入方式。

49. 带虹膜隔人工晶状体植入适应证及选择标准

严重眼挫伤或眼球穿孔伤可造成完全性虹膜根部离断或大部分虹膜组织缺损，可伴有或不伴有外伤性白内障，患者因失去了瞳孔调节进入眼内的光线而出现眩光，带虹膜隔人工晶状体是此类患者的选择。

但由于目前该人工晶状体直径较大，不能折叠，晶状体襻较为脆弱，容易折断，需要较大的角膜缘切口方能完成手术，且在术中夹持晶状体襻时不要过度用力和扭曲。应选择好手术适应证以及植入患者选择标准：①晶状体缺如，虹膜缺如或虹膜组织缺损范围＞120°；②瞳孔散大或虹膜缺如，有明显的畏光症状；③角膜内皮计数＞1000/mm^2；④术前矫正视力＞0.1；⑤患者眼压正常，玻璃体无明显浑浊、视网膜平复、视网膜脉络膜瘢痕稳定。

50. Ⅱ期人工晶状体植入术中保持眼压稳定极为重要

在眼球前、后段均受累的复杂眼外伤病例，玻璃体切除术后，玻璃体凝胶被平衡盐溶液或后房水取代，完全失去玻璃体自身的黏弹性，特别对于晶状体囊膜缺损者，在Ⅱ期人工晶状体植入时易使眼内液体流出，眼压忽高忽低波动较大，眼压不易控制，在眼压低时眼球变软、塌陷，不能有效保持空间，不仅影响手术操作，而且增加了眼内出血、视网膜脱离、脉络膜脱离甚至脉络膜上腔出血的严重并发症风险。因此，采用恰当的手术方式维持术中眼压稳定，避免并发症发生是这类病例手术成功的关键。

推荐采用睫状体平坦部灌注的方法，特别是对于"水眼"的患者，术中能够很好地维持眼压，能明显减少手术并发症的发生，缩短手术时间。

51. 人工晶状体巩膜缝线固定术中应注意巩膜瓣及线结的处理

人工晶状体巩膜缝线固定术中应用的聚丙烯缝线质地较硬、不易降解，在应用过程中也发现了一些问题：

（1）线结刺激侵蚀巩膜而穿透巩膜、穿出结膜外，使患者长期感觉不适，甚至难以忍受。

（2）由于缝线隧道使眼球内外沟通，增加了发生感染性眼内炎的机会。Solomon 报道，悬吊术后缝线线结蚀破巩膜瓣约73%，线结暴露于结膜外者约 17% 可引起眼内炎。

（3）潜在最严重的并发症是随着时间的推移，晶状体袢缝线降解或断裂后 IOL 发生半脱位或全脱位于玻璃体腔，导致手术失败。

因此，人工晶状体巩膜缝线固定术中，应在相应的缝线部位制作合适的巩膜瓣，巩膜瓣应尽量避开瘢痕处或视网膜有伤道的方向，以及周边有残存玻璃体牵拉的部位，以免由于固定 IOL 袢时引起不必要的牵拉，导致术后视网膜脱离复发。巩膜瓣下固定人工晶状体缝线，缝合巩膜瓣时应完全遮盖固定人工晶状体的聚丙烯线的线结，防止其暴露，可有效防止线结外露、侵蚀巩膜及发生感染甚至眼内炎的危险。如果术中需要同时进行虹膜缝合术或周边虹膜缝合术，应在 IOL 植入后进行，否则，缝合虹膜后植入 IOL 会由于手术操作导致虹膜再次裂开。

参考文献

1. 颜华. 开放性眼外伤玻璃体切除术后二期人工晶状体植入的疗效分析. 中华眼科杂志，2014，50（2）：105-108.

2. 天玉，蒋永祥，卢奕. 带虹膜隔折叠式人工晶状体植入兔眼的初步观察. 中国眼耳鼻喉科杂志，2011，11（1）：9-12.

3. Buckley EG.Hanging by a thread：the long-term efficacy and safety of transscleral

sutured intraocular lenses in children（an American Ophthalmological Society thesis）.
Trans Am Ophthalreel Soc，2007，105：294-311.

4. Vote BJ，Tranos P，Bunce C，et al.Long-term outcome of combined pars plana vitreetomy and scleral fixated sutured posterior chamber intraocular lens implantation.Am J Ophthalmol，2006，141（2）：308-312.

5. Condon GP，Masket S，Kranemann C，et al.Small—incision iris fixation of foldable intraocular lenses in the absence of capsule support.Ophthalmology，2007，114（7）：1311-1318.

6. Kim J，Kinyoun JL，Saperstein DA，et al.Subluxation of transscleral sutured posterior chamber intraocular lens（TSIOL）.Am J Ophthalmol，2003，136（2）：382-384.

眼外伤典型病例

52. 病例一：迟发性外伤性眼内炎

患者，男性，24岁。因右眼被铁丝扎伤手术治疗后5天，眼红、眼痛伴视力较术后第一天明显下降。

【入院查体】右眼视力：光感。眼位正，无眼睑内外翻，无上睑下垂，上睑缘有一划伤的痕迹，同时相应处的睫毛长短不齐。泪小点位正，压迫泪囊无分泌物溢出，结膜充血，巩膜充血。角膜颞上方可见一伤口，缝线在位，对合良好，前房积脓，有液平面，约3mm，虹膜纹理不清（图3），角膜伤口相对应处虹膜有一穿孔伤口，瞳孔欠圆，约4mm×5mm，对光反应迟钝。晶状体缺如，后囊缺如。玻璃体明显混浊，眼底窥不清。眼压Tn，眼球各方向运动可，无明显受限。

【辅助检查】CT检查未发现眼内异物。眼部B超示玻璃体腔内大量密集点状强回声，脉络膜水肿增厚（图4）。

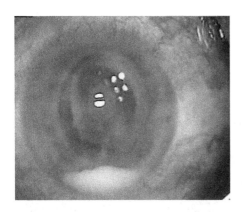 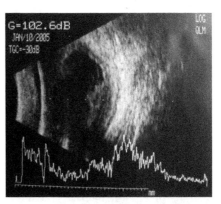

图3 眼前节照相，前房积脓，玻璃体
明显浑浊（彩图见彩插2）

图4 眼B超示玻璃体腔内大量密集
点状强回声（彩图见彩插3）

【入院诊断】①右眼眼内炎；②右眼前房积脓；③右眼晶状体摘除术后；④右眼角膜穿孔伤术后；⑤右眼球内异物？

【手术治疗】根据诊断和本例患者疾病的严重程度，急症给患者实施玻璃体切除手术治疗。具体步骤如下：

（1）患者平卧于手术台上，常规消毒，铺治疗巾和孔巾，暴露手术眼。

（2）0.4%倍诺喜滴眼液表面麻醉。球后及球周注射利多卡因和丁哌卡因混合液3～4ml，使眼球运动不能。

（3）开睑器撑开眼睑。于手术眼颞下方角巩膜缘后3.0mm穿刺巩膜，置入灌注管，并暂停灌注。因虹膜后粘连，瞳孔不能散大，使用虹膜拉钩开大瞳孔。在瞳孔区看到灌注头后，打开灌注管开关，使灌注通畅。

（4）采用标准三切口玻璃体切除手术方法。采集中央玻璃体做细菌培养。切除炎症玻璃体及眼内积脓，术中在下方睫状体平坦部发现眼睫毛异物,从玻切口取出(图5);用笛针吸除视网膜表面脓灶。

(5)本例患者术中并未发现视网膜脱离,但手术结束时,眼内仍填充硅油。因晶状体摘除未保留前、后囊,于6点钟位置做周边虹膜切除(图6、图7)。

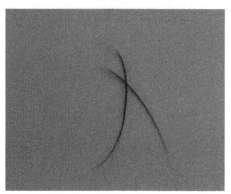
图5　术中取出的睫毛异物(彩图见彩插4)

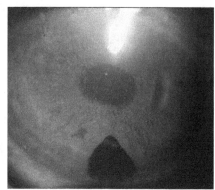
图6　术后眼前节照相大体观
(彩图见彩插5)

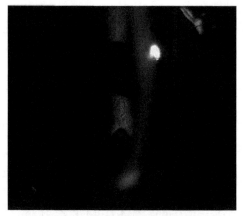
图7　术后眼前节照相大体观(彩图见彩插6)

（6）6-0 可吸收缝线关闭玻璃体切除手术三切口。结膜下注射庆大霉素和地塞米松混合液 0.5ml，包扎患眼。

【病例点评】本例患者为一例因外伤致睫毛进入眼内引起的迟发性眼内炎，外伤后早期眼内炎症反应并不严重，但在伤后 5 天，眼内炎突然发生，并伴有前房以及玻璃体积脓。此时应该考虑到眼内炎、眼内异物存留的可能，术前 CT 未发现明显眼内异物，并不能完全排除眼内异物的可能，术中应该仔细寻找可能存在的异物，包括睫状体部。本例术中在睫状体平坦部发现睫毛异物，术中彻底清除玻璃体腔积脓以及视网膜表面的脓灶，行玻璃体切除后联合硅油填充，从短时间内观察术后的效果令人满意，但需要长时间观察其治疗效果，以及有无远期并发症发生。

为此，随诊时不仅要观察患者的视力，视网膜的复位情况，有无新的视网膜裂孔形成以及视网膜脱离的发生，眼内的炎症是否得到了长期的控制，还要观察硅油填充后有无硅油乳化、硅油引起的继发性青光眼，以及有无眼球萎缩等。此例患者连续观察了 1 年，眼内炎并未复发，也未发生视网膜脱离，眼压正常。术后 1 年行硅油取出联合人工晶状体缝线固定术，术后效果良好，裸眼视力达 0.3。

53. 病例二：眼内铁质异物漏诊致铁锈沉着症

患者，男性，右眼被射钉枪射击铁质广告牌时击伤 8 个月收入院。

患者于 8 个月前右眼受伤后于当地医院急诊行伤口修复术（穿通部位为 3：30 点时钟位距角巩膜缘约 4mm 处巩膜），术后最佳矫正视力 0.8。于当地医院行眼 B 超检查未发现眼内异物。未行眼部 X 线或 CT 检查。后因"右眼视力渐进性下降，伴有间断性眼红、眼痛"，于伤后 8 个月就诊于我院眼科。

【入院查体】右眼裸眼视力 0.4，矫正不提高。左眼裸眼视力 1.0。右眼结膜混合性充血，角膜透明，角膜内皮散在尘状棕色 KP，前房深，房水闪辉（++），瞳孔直径约 4mm，对光反射迟钝，晶状体前囊膜表面可见大量棕色铁锈沉着（图 8A），并可见白色不均点状晶状体前囊混浊及后囊下混浊（图 8B）。玻璃体棕黄色混浊。眼压右眼 10mmHg，左眼 13 mmHg。眼部 B 超为玻璃体不均回声，未发现异物（图 9）。UBM 检查未发现眼内异物。眼 X 线、CT 检查可见眼内异物（图 10）。

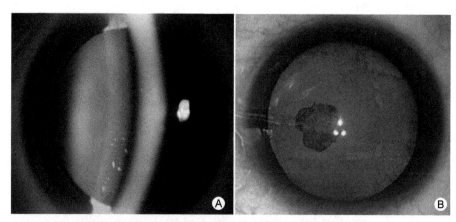

图 8　裂隙灯检查及手术显微镜下观察（彩图见彩插 7）

注：A：裂隙灯检查；B：手术显微镜下观察。可见晶状体前囊膜表面大量棕色铁锈沉着，晶状体前囊膜散在白色点状混浊及后极部不均混浊。

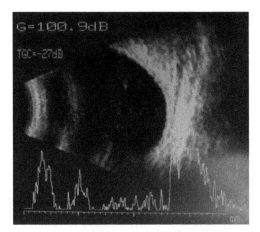

图 9　B 超示玻璃体不均回声，未发现异物

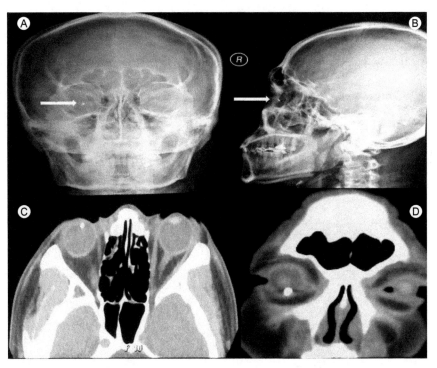

图 10　X 线片、CT 检查可见眼内异物（彩图见彩插 8）

注：A、B 为眼 X 线片检查正、侧位片；C、D 为眼眶 CT 平扫、冠扫。

【入院诊断】①右眼球内异物；②右眼铁锈沉着症；③右眼外伤性白内障；④右眼角膜穿孔伤术后。

【手术治疗】给患者实施白内障超声乳化＋玻璃体切除＋眼内异物取出术。具体步骤如下：

置入眼内灌注管后，行透明角膜切口白内障超声乳化手术。充分灌洗前房、房角及囊袋内铁锈色素颗粒。行玻璃体切除术，术中详细检查眼内异物，用巩膜压迫器顶压周边部视网膜和睫状体扁平部，发现铁质异物位于 4：00 ～ 5：00 点钟睫状体扁平部，部分形成局部包裹机化，扁平部可见铁锈样沉着，异物周围局部组织呈灰白色（图 11A）。切除异物周围包裹机化膜，对异物进行分离，使其游离。应用眼内异物镊将异物取出。异物大小约为 2mm×3mm×5mm（图 11B）；异物取出后进一步切除玻璃体，并于异物取出部位周边行激光光凝治疗（图 11C）。术中可见视盘边界清，色可，C/D=0.3，鼻下方视网膜分支静脉阻塞，血管呈白线，无视网膜脱离。

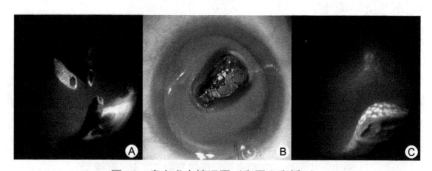

图 11　患者术中情况图（彩图见彩插 9）

注：A：可见异物位于睫状体扁平部，周围包裹机化；B：为异物完整取出；C：为眼内异物取出后，对异物周围组织行激光光凝治疗。

【病例点评】这是一例因细小铁质异物存留引起的铁质沉着症，目前临床上典型的睫状体异物并眼铁质沉着症较少见，容易被漏诊。细小铁质异物患者早期可以无任何不适，铁质沉着范围扩大后引起视力下降、眼压升高、虹膜异色、瞳孔散大、白内障及视网膜色素改变等一系列铁质沉着症表现，患者多因这些继发性病变引起的视力障碍而就诊才被发现。本例患者因当地医院急诊行巩膜裂伤缝合手术，特别是对于金属异物崩伤的患者，术前应常规行眼眶 CT 检查，以除外眼内有无异物，术后仅行眼部 B 超检查未发现眼内异物而认为眼内无异物存留，直至发生视力渐进性下降、间断眼红、眼痛，检查发现晶状体前囊棕色铁质沉着及玻璃体浑浊时方就诊，以致延误了患者的治疗，给患者带来不可逆性损伤，应当引起临床医生的高度关注。

54. 病例三：眼爆炸伤合并角膜血染

患者，男性，因右眼爆竹炸伤术后 1 个月入院。

患者于 1 个月前因右眼被爆竹炸伤后于当地医院就诊，急诊行右眼球破裂伤探查修复术（伤口位于自 12 点角巩膜缘顺时针向下延伸至 6 点，伤口两端各向上方巩膜及下方巩膜延伸约 7mm），术后视力无光感。为求进一步手术治疗，于伤后 1 个月就诊于我院眼科。

【入院查体】右眼视力无光感，左眼视力 1.0。右眼结膜混合性充血，角膜血染（图 12），前房积血，虹膜窥视不清，余窥不清。左眼前后节检查大致正常。眼压右眼 20mmHg，左眼 15 mmHg。眼部 B 超为玻璃体不均匀强回声，眼内结构紊乱（图 13）。

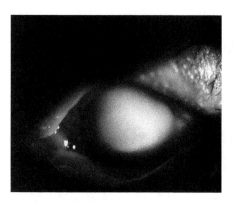

图 12　角膜血染（彩图见彩插 10）

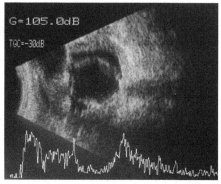

图 13　眼部 B 超为玻璃体不均匀强回声，眼内结构紊乱

【入院诊断】①右眼前房积血；②右眼玻璃体积血；③右眼增生性玻璃体视网膜病变；④右眼角膜血染；⑤右眼球破裂伤修复术后手术治疗：给患者实施临时人工角膜辅助下玻璃体切除术＋角膜移植术。具体步骤如下：

（1）2% 利多卡因 3.5ml 球后麻醉满意后，开睑器撑开眼睑，用 1-0 的丝线牵引上、下直肌，固定眼球呈水平位。于手术眼颞下方角巩膜缘后 3.5mm 穿刺巩膜，并向玻璃体腔内注入平衡盐液，同时挤压有脉络膜脱离的部位，将脉络膜上腔陈旧积血从穿刺口排出，置入灌注管，并暂停灌注。用直径 7.25 mm 的角膜环钻将血染的角膜钻下（图 14），进行前部玻璃体切除，切除前房积血块及混浊的晶状体。用 10-0 的尼龙线缝合固定睫状体。将直径 7.20 mm 的临时人工角膜放置在植床上，缝合固定，达到水密状态（图 15）。在临时人工角膜下行标准三切口玻璃体切除手术。采集中央玻璃体做细菌培养。

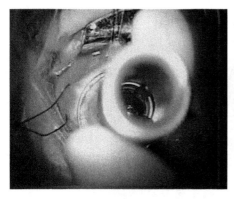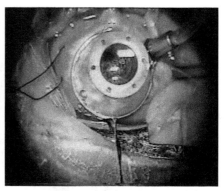

图 14　应用角膜环钻钻取病变角膜　　　　图 15　临时人工角膜水密缝合在植床上
（彩图见彩插 11）　　　　　　　　　　　（彩图见彩插 12）

（2）玻璃体切除顺序为：首先切除轴心部位玻璃体，然后向后极部方向切除，最后切除周边部玻璃体。

（3）切除混浊及增生病变的玻璃体，剥离视网膜表面膜，由后极部向周边部彻底剥离增殖膜，致使视网膜完全松解。当发现视网膜皱缩或僵硬时，用电凝针直接切开视网膜，并充分切除缩短和僵硬的视网膜，同时取出视网膜下增殖膜。彻底剥离黄斑表面增殖膜。

（4）向后极部缓慢注入重水直至超过切开的视网膜边缘，使视网膜复位。激光封闭视网膜裂孔及切除的视网膜边缘，气液交换将重水全部吸除，并使视网膜复位。眼内填充 C_3F_8 或硅油。

对于眼内填充硅油的病例，于周边虹膜 6 点位置，做周边虹膜切除术。用巩膜塞临时关闭玻切口和光导口。

（5）拆除临时人工角膜缝线，取下临时人工角膜。将直径 7.50 mm 的异体角膜移植片间断缝于植床上，共计 16 针（图 16）。关闭玻璃体切除手术切口，包扎患眼。

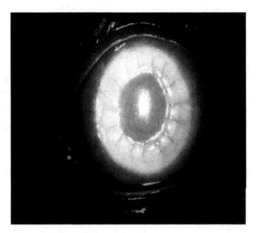

图 16　穿透性角膜移植，水密缝合 16 针（彩图见彩插 13）

【病例点评】严重眼外伤是指由各种原因引起的眼外伤造成眼球结构严重破坏，包括眼球壁裂伤≥ 10mm、视网膜脱离、脉络膜脱离、脉络膜上腔出血、睫状体脱离、玻璃体腔浓厚积血或同时合并有眼内炎、严重角膜血染、眼内巨大异物等。对严重眼外伤所致拟眼球摘除眼保留下来，并在外伤后适当时机，试行临时人工角膜下玻璃体切除术联合角膜移植手术，为挽救眼球提供了一个机会。

Ⅱ期手术前要考虑两个方面的问题：一是手术后视功能恢

复的可能性及Ⅱ期手术的时机。由于眼外伤严重以及存在的眼内炎、角膜血染、眼内巨大异物等致视力明显下降甚至无光感，手术前详细分析严重外伤眼无光感的原因，对于无光感眼准确判断手术后视功能恢复的可能性至关重要。外伤造成视力无光感的原因主要为视神经损伤、大量玻璃体积血、视网膜脉络膜出血及脱离等。只要手术彻底清除玻璃体和脉络膜上腔积血，使视网膜脉络膜复位，恢复光感以上视力是有可能的。本例患者术前视力无光感，术后视力 0.02。

因此，临时人工角膜下玻璃体切除联合角膜移植手术为严重外伤眼如角膜血染无光感眼治疗提供了恢复视功能和眼球结构，以及防止眼球萎缩的机会。

55. 病例四：虹膜根部离断

患者，男性，因左眼爆炸伤 12 小时入院。

【入院查体】右眼视力 1.0，左眼视力手动 / 眼前。右眼前后节检查大致正常。左眼上下眼睑肿胀，结膜混合性充血，角膜上皮剥脱，基质水肿，内皮皱褶，前房积血，虹膜根部大范围离断，虹膜变形，瞳孔变形，晶状体缺如，玻璃体积血，眼底窥不清。眼压：右眼 17mmHg，左眼测不出，指测 T-1。

【辅助检查】①超示左眼晶状体脱位，玻璃体内点状强回声。②眼眶 CT 示左眼晶状体脱位于玻璃体腔，未见眼眶骨折。

【入院诊断】①左眼爆炸伤；②左眼虹膜根部离断；③左眼

前房积血；④左眼晶状体脱位。

【手术治疗】入院后给予局部点药，全身应用皮质类固醇激素以及神经营养支持治疗，病情稳定后行左眼玻璃体切除术，联合虹膜根部离断修复术，即虹膜成形术。虹膜根部离断的修复方法如下：

（1）虹膜根部离断相对应处剪开球结膜，做以角膜缘为基底的巩膜瓣（图 17A），做对侧透明角膜辅助切口（图 17B）。

（2）10-0 聚丙烯缝线长针从巩膜瓣下进入前房，穿透离断的虹膜根部（图 17C），辅助角膜切口进入 1ml 注射针头，聚丙烯缝线长针插进针头内，辅助长针从透明角膜辅助切口出针（图 17D）。

（3）聚丙烯缝线长针从透明角膜辅助切口进针，再次穿透离断的虹膜根部（图 17E），1ml 注射针头辅助下从巩膜瓣下出针，完成 1 对褥式缝合（图 17F）。如此重复，做 3～4 对褥式缝合（图 17G）。

（4）结扎褥式缝线，将离断的虹膜根部复位于角巩膜缘（图 17H），恢复瞳孔外形（图 17I）。

【病例点评】虹膜根部离断、虹膜撕裂伤可影响患者的视功能，产生畏光、单眼复视或因瞳孔严重变形而影响视力。通过修复可使离断的虹膜根部复位、虹膜撕裂伤得以修复，消除单眼复视和对视功能的影响。手术时机应根据具体病情而定。一般可在伤后 1～2 周左右进行，时间越久则可发生虹膜后粘连或虹膜萎缩，增加手术囊难度并影响预后。本手术采用的手术方法经较小的手术切口进入眼内，术中前房维持较好，不需要复杂的前房内操作，且在缝针穿出眼内时采用 1ml 空针针头"接力"的方式提高了操作的准确性，有利于避免因缝针误伤眼内血管造成前房积血的危险。

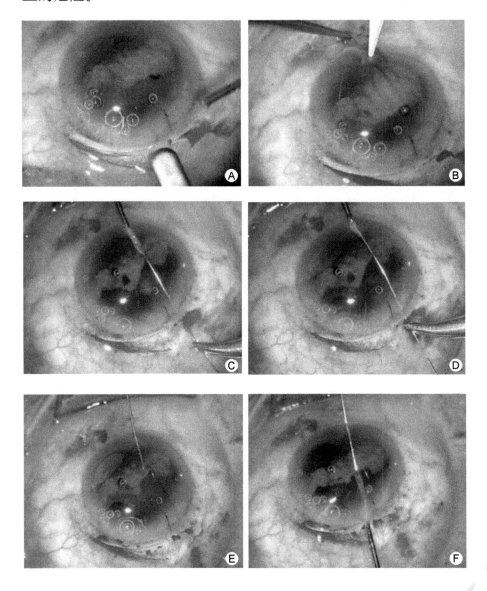

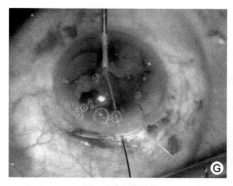
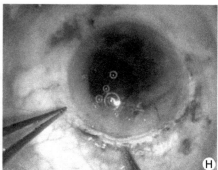
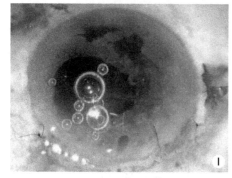

图 17　虹膜根部离断的修复方法图（彩图见彩插 14）

注：A：做以角膜缘为基底的巩膜瓣；B：制作透明角膜辅助切口；C：聚丙烯缝线长针从巩膜瓣下进入前房，穿透离断的虹膜根部；D：利用 1ml 注射针头接力方法将长针从辅助切口穿出；E：聚丙烯缝线长针从透明角膜辅助切口进针，再次穿透离断的虹膜根部；F：利用 1ml 注射针头接力方法将长针从巩膜瓣下穿出；G：如 F 重复，行褥式缝合；H：结扎褥式缝线，将离断的虹膜根部复位于角巩膜缘；I：瞳孔外形恢复。

出版者后记
Postscript

科学技术文献出版社自 1973 年成立即开始出版医学图书，40 余年来，医学图书的内容和出版形式都发生了很大变化，这些无一不与医学的发展和进步相关。《中国医学临床百家》从 2016 年策划至今，感谢 600 余位权威专家对每本书、每个细节的精雕细琢，现已出版作品近百种。2018 年，丛书全面展开学科总主编制，由各个学科权威专家指导本学科相关出版工作，我们以饱满的热情迎来了《中国医学临床百家》丛书各个分卷的诞生，也期待着《中国医学临床百家》丛书的出版工作更加科学与规范。

近几年，中国的临床医学有了很大的发展，在国际医学领域也开始崭露头角。以北京天坛医院牵头的 CHANCE 研究成果改写美国脑血管病二级预防指南为标志，中国一批临床专家的科研成果正在走向世界。但是，这些权威临床专家的科研成果多数首先发表在国外期刊上，之后才在国内期刊、会议中展现。如果出版专著，又为多人合著，专家个人的观点和成果精华被稀释。为改变这种零落的展现方式，作为科技部所属的唯一一家出版机构，我们有责任为中国的临床医生提供一个系统展示临床研究成果的舞台。为此，我们策划出版了这套高端医学专著——《中国医学临床百家》丛书。

"百家"既指临床各学科的权威专家，也取百家争鸣之义。

丛书中每一本书阐述一种疾病的最新研究成果及专家观点，按年度持续出版，强调医学知识的权威性和时效性，以期细致、连续、全面展示我国临床医学的发展历程。与其他医学专著相比，本丛书具有出版周期短、持续性强、主题突出、内容精练、阅读体验佳等特点。在图书出版的同时，同步通过万方数据库等互联网平台进入全国的医院，让各级临床医师和医学科研人员通过数据库检索到专家观点，并能迅速在临床实践中得以应用。

在与作者沟通过程中，他们对丛书出版的高度认可给了我们坚定的信心。北京协和医院邱贵兴院士说"这个项目是出版界的创新……项目持续开展下去，对促进中国临床学科的发展能起到很大作用"。中国人民解放军第二军医大学孙颖浩校长表示"我鼓励我国的泌尿外科医生把自己的创新成果和宝贵的经验传播给国内同行，我期待本丛书的出版"；北京大学第一医院霍勇教授认为"百家丛书很有意义"。我们感谢这么多临床专家积极参与本丛书的写作，他们在深夜里的奋笔，感动着我们，鼓舞着我们，这是对本丛书的巨大支持，也是对我们出版工作的肯定，我们由衷地感谢作者的支持与付出！

在传统媒体与新兴媒体相融合的今天，打造好这套在互联网时代出版与传播的高端医学专著，为临床科研成果的快速转化服务，为中国临床医学的创新及临床医师诊疗水平的提升服务，我们一直在努力！

科学技术文献出版社

2018 年春

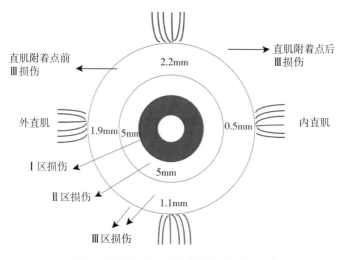

直肌附着点前
Ⅲ损伤

直肌附着点后
Ⅲ损伤

2.2mm

外直肌

内直肌

1.9mm 5mm

0.5mm

Ⅰ区损伤

5mm

Ⅱ区损伤

1.1mm

Ⅲ区损伤

彩插 1　眼外伤分区示意图（正文见 P010）

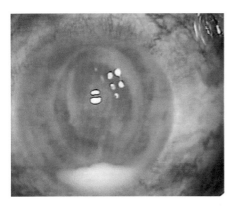

彩插 2　眼前节照相，前房积脓，玻璃体
明显浑浊（正文见 P063）

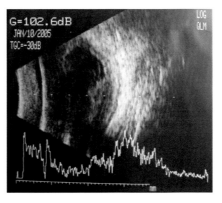

彩插 3　眼 B 超示玻璃体腔内大量密集
点状强回声（正文见 P063）

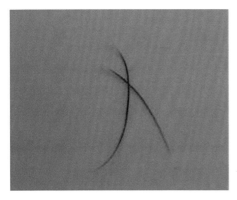

彩插 4　术中取出的睫毛异物
（正文见 P064）

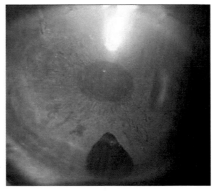

彩插 5　术后眼前节照相大体观
（正文见 P064）

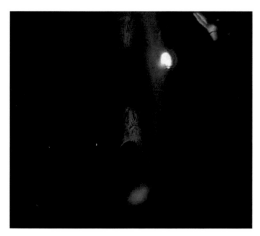

彩插6 术后眼前节照相大体观（正文见 P064）

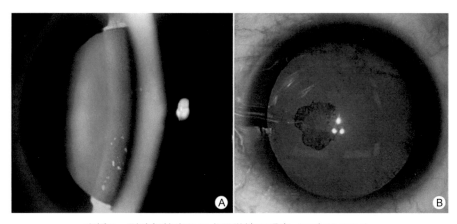

彩插7 裂隙灯检查及手术显微镜下观察（正文见 P066）

注：A：裂隙灯检查；B：手术显微镜下观察。可见晶状体前囊膜表面大量棕色铁锈沉着，晶状体前囊膜散在白色点状混浊及后极部不均混浊。

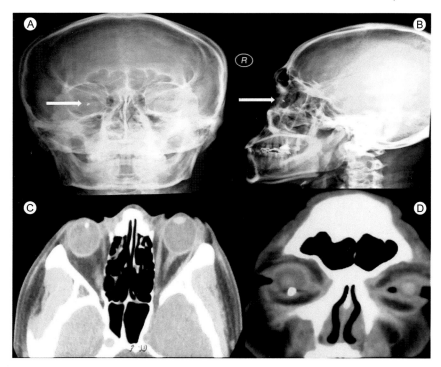

彩插 8　X 线片、CT 检查可见眼内异物（正文见 P067）

注：A、B 为眼 X 线片检查正、侧位片；C、D 为眼眶 CT 平扫、冠扫。

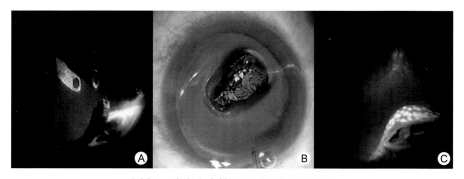

彩插 9　患者术中情况图（正文见 P068）

注：A：可见异物位于睫状体扁平部，周围包裹机化；B：为异物完整取出；C：为眼内异物取出后，对异物周围组织行激光光凝治疗。

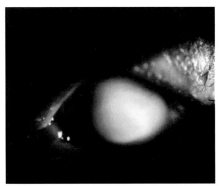

彩插 10　角膜血染（正文见 P070）

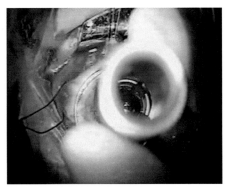

彩插 11　应用角膜环钻钻取病变角膜
（正文见 P071）

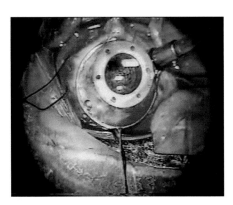

彩插 12　临时人工角膜水密缝合在植床上
（正文见 P071）

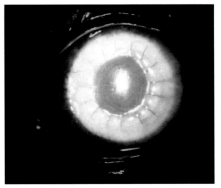

彩插 13　穿透性角膜移植，水密缝合 16 针
（正文见 P072）

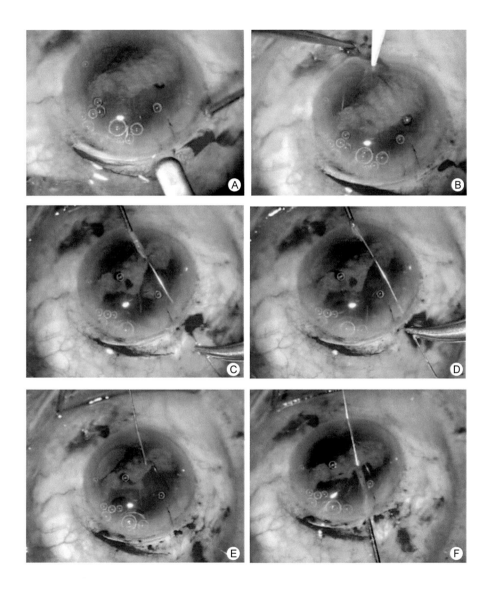

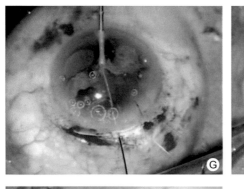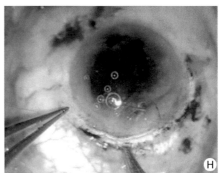

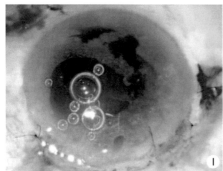

彩插 14 虹膜根部离断的修复方法图（正文见 P075）

注：A：做以角膜缘为基底的巩膜瓣；B：制作透明角膜辅助切口；C：聚丙烯缝线长针从巩膜瓣下进入前房，穿透离断的虹膜根部；D：利用 1ml 注射针头接力方法将长针从辅助切口穿出；E：聚丙烯缝线长针从透明角膜辅助切口进针，再次穿透离断的虹膜根部；F：利用 1ml 注射针头接力方法将长针从巩膜瓣下穿出；G：如 F 重复，行褥式缝合；H：结扎褥式缝线，将离断的虹膜根部复位于角巩膜缘；I：瞳孔外形恢复。